Deutsche
und lateinische
Namen

Dr. Edgar Ruediger

Kleine Anatomie des menschlichen Körpers

34. Auflage 1988
ISBN 3-87240-040-1

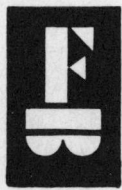

Alwin Fröhlich
Verlag
Bad Vilbel

Inhaltsverzeichnis

	Seite
Vorwort	8
A. Einführung	9
I. Regionen des menschlichen Körpers	12
II. Knochengerüst des menschlichen Körpers	14
III. Elemente des menschlichen Körpers	16
1. Deck- oder Epithelgewebe	16
2. Bindegewebe	18
3. Knorpelzellen	18
4. Knochenzellen	18
5. Muskelzellen	20
6. Nervenzellen	21
7. Blutzellen	22
B. Anatomie des menschlichen Körpers	26
I. Knochen, Gelenke und Muskeln einschließlich peripherer Blut- und Lymphgefäße und Nerven	26
1. Kopf	28
a) Schädel	28
Knochen	28
Muskeln	36
Blutgefäße	38
Lymphgefäße	38
Nerven	38
b) Nasenhöhle	39
c) Rachenhöhle	42
d) Mundhöhle	42
e) Speicheldrüsen	44
f) Gebiß	46

© Alwin Fröhlich Verlag, Bad Vilbel
alle Rechte vorbehalten

Nachdruck – auch auszugsweise – ist verboten.

	Seite

2. **Hals** 48
   a) *Knochen* 48
   b) *Muskeln* 50
   c) *Blutgefäße* 50
   d) *Lymphgefäße* 50
   e) *Zungenbein* 50
   f) *Kehlkopf* 52
   g) *Schilddrüse* 54

3. **Schultergürtel** 54
   a) *Schulterblatt* 54
   b) *Schlüsselbein* 56

4. **Arm und Hand** 56
   a) *Knochen* 56
   b) *Muskeln* 57
   c) *Blutgefäße* 58
   d) *Lymphgefäße* 59
   e) *Nerven* 60

5. **Rumpf** 62
   a) *Knochen* 62
   b) *Muskeln* 64
   c) *Blutgefäße* 66

6. **Becken** 68
   a) *Knochen* 68
   b) *Muskeln* 70
   c) *Blut- und Lymphgefäße* 70
   d) *Nerven* 71

7. **Bein** 71
   a) *Oberschenkel* 71
      1. Knochen 71
      2. Muskeln 72
      3. Blut- und Lymphgefäße 74
      4. Nerven 74
   b) *Unterschenkel* 76
      1. Knochen 76
      2. Muskeln 76
      3. Nerven 76
   c) *Fuß* 76
      Knochen 76

II. Anatomie der Körperhöhlen und Eingeweide einschließlich ihrer Gefäß- und Nervenversorgung 80

1. Schädelhöhle 80

2. Brusthöhle 81
a) Speiseröhre 81
b) Bronchialbaum und Luftröhre 82
c) Lunge 84
    Rippenfell 84
    Zwerchfell 84
d) Herz und Kreislauf 86
    Arterien und Venen 90
    Herzbeutel 92
    Nervensystem des Herzens 94

3. Bauchhöhle und ihre Eingeweide 96
a) Bauchfell 96
b) Magen 98
c) Zwölffingerdarm 100
d) Dünndarm 100
e) Dickdarm 101
f) Leber 102
g) Bauchspeicheldrüse 105
h) Milz 105
i) Niere 105
k) Blutgefäße 106
l) Nerven 107

4. Beckenhöhle 108
a) Harnwerkzeuge 108
    1. Harnleiter 108
    2. Harnblase 108
b) Geschlechtsorgane 110
    A. Weibliche Geschlechtsorgane 110
        1. Gebärmutter 112
        2. Eileiter 112
        3. Eierstock 112
        4. Blutgefäße 113

       B. Männliche Geschlechtsorgane 113
           1. Vorsteherdrüse 113
           2. Samenbläschen 113
           3. Hoden 114
           4. Glied 114
           5. Nebenhoden 114
III. **Anatomie des Zentralnervensystems** 117
    a) Großhirn 117
    b) Kleinhirn 121
    c) Verlängertes Mark...................... 122
    d) Rückenmark 124
    e) Autonomes (vegetatives) Nervensystem 127
IV. **Anatomie der Sinnesorgane** 128
    a) Sehorgan 130
       1. Augapfel 130
       2. Sehnerv 132
       3. Augenmuskeln 132
       4. Tränendrüsen 132
       5. Bindehaut 132
       6. Augenlider 132
       7. Augenbrauen 133
    b) Gehörorgan 134
       1. Äußeres Ohr......................... 134
       2. Inneres Ohr 136
    c) Geschmacksorgan 136
V. **Anatomie der Haut** 136
    a) Haut 136
    b) Haare 138
    c) Nägel 139
    d) Weibliche Brustdrüse 139
VI. **Anatomie der Drüsen mit innerer Sekretion** 139
    a) Bereits beschriebene Drüsen: Bauchspeicheldrüse, Eierstock, Hoden 139
    b) Schilddrüse 142
    c) Nebenschilddrüsen 142
    d) Nebennieren 142
    e) Hirnanhang (Hypophyse) 143
    f) Zirbeldrüse 143
    g) Thymus, Bries 144

Verzeichnis der Abbildungen

		Seite
1.	Regionen des menschlichen Körpers (Vorderansicht)	11
2.	Regionen des menschlichen Körpers (Rückansicht)	13
3.	Skelett des Menschen	15
4.	Zellen des menschlichen Körpers	17
5.	Langer Röhrenknochen (im Durchschnitt)	27
6.	Schultergelenk (Durchschnitt)	27
7.	Schädel (Seitenansicht)	29
8.	Schädel (Vorderansicht)	31
9.	Schädelbasis	33
10.	Unterkiefer	35
11.	Schädel des Neugeborenen	35
12.	Muskulatur des Gesichts	37
13.	Nasenhöhle (Durchschnitt)	41
14.	Mund-, Nasen- und Rachenhöhle (Sagittaldurchschnitt)	43
15.	Mundhöhle	45
16.	Bleibendes Gebiß	45
17.	Erster Halswirbel (Träger, von oben)	49
18.	Zweiter Halswirbel (Dreher, Seitenansicht)	49
19.	Blutgefäße des Halses	51
20.	Kehlkopf (schematisch)	53
21.	Kehlkopf (Rückansicht)	53
22.	Schultergürtel und Arm	55
23.	Knochen der Hand	55
24.	Muskeln des Armes und des Rumpfes (Vorderansicht)	61
25.	Muskeln des Armes und des Rumpfes (Rückansicht)	63
26.	Blutgefäße des Armes	65
27.	Wirbelsäule (Seitenansicht)	65
28.	Knöcherner Brustkorb	67
29.	Beckenknochen	69
30.	Oberschenkelknochen	73

	Seite
31. Knochen des Unterschenkels	73
32. Muskulatur des Beines (Vorderansicht)	75
33. Muskulatur des Beines (Rückansicht)	75
34. Knochen des Fußes: a) von der Seite, b) von oben, c) von unten	79
35. Eingeweide des Brustkorbes	83
36. Lunge mit Luftröhre	85
37. Herz (äußere Ansicht)	87
38. Herz (Durchschnitt)	89
39. Schema des Kreislaufs	91
40. Gefäßsystem des Menschen	93
41. Eingeweide der Bauchhöhle	95
42. Verlauf des Bauchfells	97
43. Magen (Durchschnitt)	99
44. Übergang vom Dünndarm in den Dickdarm (Bauhinsche Klappe)	99
45. Leber (von vorn)	103
46. Leber (von unten)	103
47. Harnsystem mit Nieren und Blase	109
48. Weibliche Geschlechtsorgane (Beckendurchschnitt)	111
49. Innere weibliche Geschlechtsorgane	111
50. Männliche Geschlechtsorgane (Beckendurchschnitt)	115
51. Gehirn (Sagittaldurchschnitt)	119
52. Hirnbasis	123
53. Hirnzentren an aer Oberfläche	125
54. Rückenmarkdurchschnitt (schematisch)	125
55. Auge (Durchschnitt)	129
56. Augenhöhlen (von oben geöffnet)	129
57. Gehörorgan (Durchschnitt)	135
58. Haut (schematisch)	137
59. Drüsen mit innerer Sekretion (endokrines System)	141

Vorwort

Die Anatomie ist die Grundlage jeder Beschäftigung im Sanitäts- und Heilberuf, als Schwester, technische Assistentin, Röntgenassistentin, Sprechstundenhilfe usw.

Das Wort Anatomie (Zergliederung) stammt aus dem Griechischen, die Wiege der Anatomie stand in Griechenland; als später Rom das kulturelle Erbe Griechenlands übernahm, sind zu den ursprünglichen griechischen Ausdrükken viele lateinische hinzugekommen, sie wurden noch dadurch vermehrt, daß bis ins 19. Jahrhundert hinein das Latein die Sprache der Wissenschaft war. Die medizinische Fachsprache, die sich daraus entwickelt hat, ist aus Gründen der Überlieferung, mehr aber noch aus Gründen der Verständigungsmöglichkeit beibehalten worden.

Sinn und Zweck des Büchleins ist, den oben genannten in Heil- und Gesundheitsberufen Tätigen die unbedingt notwendigen anatomischen Kenntnisse, etwa im Umfang des Schwesternunterrichtes, zu vermitteln.

Demgemäß wird auch der Laie, der aus Gründen der Allgemeinbildung sich über die Anatomie des menschlichen Körpers unterrichten will, hier das Gesuchte finden.

Von der Histologie (Erkennung des anatomischen Aufbaus der Gewebe mit Lupe oder Mikroskop) ist aus mehrfachen Gründen abgesehen worden, so daß hier nur die mit bloßem Auge erkennbare, sogenannte makroskopische Anatomie behandelt ist.

Naturgemäß sind die Fachausdrücke im Laufe der Jahre Änderungen unterworfen, daher sind heute nicht mehr anerkannte, aber noch vielfach gebrauchte Namen in Klammern beigefügt.

Marburg (Lahn).

Dr. med. Edgar Ruediger

A. Einführung[*]

Um uns am menschlichen Körper zu orientieren, gebrauchen wir die folgenden Fachausdrücke, die kürzer und bezeichnender sind als die deutschen. So nennen wir:

proximal	= alle Punkte, die der Rumpfmitte genähert sind
distal	= alle Punkte, die von der Rumpfmitte entfernt liegen
dorsal	= rückenwärts
ventral	= bauchwärts
cranial	= kopfwärts
caudal	= steißwärts
median, medial	= in der Mitte liegend
lateral	= seitwärts, außen liegend
major, majus	= der, das Größere, Mehrzahl: majores, majora

---

[*] Betonung: Der Buchstabe, auf dem die Betonung liegt, ist **fett** gedruckt; wenn ein solcher Fettdruck fehlt, wird immer die vorletzte Silbe betont.

Bei den eingedeutschten Wörtern mit ie am Ende (Akademie) wird dieses betont und deutsch ausgesprochen; sonst getrennt (Linie).

Zur Aussprache: c vor a, o, u = wie k, desgleichen vor au; vor e, i und den übrigen Doppellauten wie z, zum Beispiel Coecum = Zökum, cc = kz (wie zum Beispiel in occiput = Hinterhaupt).

In den fremdsprachlichen Ausdrücken wird ei und ie getrennt gesprochen.

Mitunter wird der medizinische Fachausdruck anders betont als das dem deutschen Sprachgebrauch angepaßte Wort, zum Beispiel Hypophysis = Hirnanhang, sonst aber Hypophyse.

Fachausdrücke: Soweit sie gebräuchlich und ohne weiteres verständlich sind, wurden die **deutschen**, sonst die dem Lateinischen oder Griechischen entnommenen Fachausdrücke gewählt (siehe auch: Dr. Strauß, „Medizinische Fachsprache ... verständlich gemacht. Eine Übersetzung und Erklärung von 5000 medizinischen Fachausdrücken." 96 Seiten.

Alwin Fröhlich Verlag, 6369 Harheim bei Frankfurt/Main

minor, minus	= der, das Kleinere, Mehrzahl: minores, minora
maximus	= der größte
minimus	= der kleinste
superior, -ius	= der, das obere
inferior, -ius	= der, das untere
anterior, -ius	= der, das vordere
posterior, -ius	= der, das hintere
Medianebene	= diejenige Ebene, welche den Körper in eine rechte und eine linke Hälfte teilt
Frontalebene	= eine Ebene, die der Stirn parallel läuft

Abb. 1. Regionen des menschlichen Körpers (Vorderansicht)

1. Ober- und Unterschlüsselbeingrube = Fossa supra- und infraclavicularis
2. Brustbeingegend = Regio sternalis
3. Herzgegend = Regio cardialis
4. Brustwarzengegend = Regio mamillaris
5. Magengegend = Regio stomachica
6. Lebergegend = Regio hepatica
7. Nabelgegend = Regio umbilicalis
8. Blinddarmgegend = Regio coecalis
9. Schamgegend = Regio pubica
10. Leistengegend = Regio inguinalis
11. Seitliche Halsgegend = Regio colli lateralis
12. Kehlkopfgegend = Regio laryngica
13. Achselgegend = Regio axillaris
14. Oberarmgegend = Regio humeralis, humeri
15. Ellenbogengegend = Regio cubitalis, cubiti
16. Speichengegend = Regio radialis
17. Ellengegend = Regio ulnaris
18. Handfläche = Regio palmaris
19. Fingergegend = Regio digitorum
20. Innere und äußere Oberschenkelgegend = Regio femoralis interna und externa
21. Kniescheibengegend = Regio patellaris
22. Schienbeingegend = Regio tibialis
23. Fußrücken = Regio dorsalis pedis
24. Unterschenkelgegend = Regio cruralis
25. Innere und äußere Knöchelgegend = Regio malleolaris interna und externa

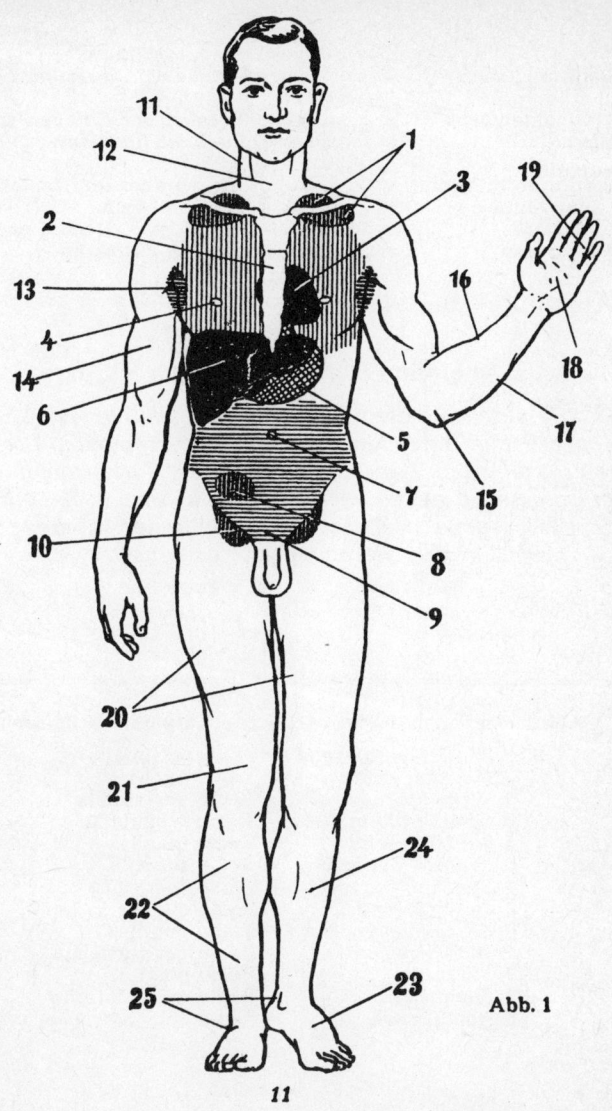

Abb. 1

11

Sagittalebene	= eine der Medianebene parallele Ebene (sagitta = Pfeil)
Horizontalebene	= eine Ebene, parallel der Erdoberfläche
Mamillarlinie	= senkrechte, durch die Brustwarze gehende Linie
Axillarlinie, vordere und hintere	= Linie durch die vordere und hintere Begrenzung der Achselhöhle
abduzieren	= abspreizen der beiden Extremitäten
adduzieren	= anziehen der beiden Extremitäten

I. Regionen des menschlichen Körpers

Der Orientierung dienen die aus den Abbildungen 1 und 2 ersichtlichen Bezeichnungen der Körperregionen. Die Einteilung hat den Zweck, die Lage von Verletzungen oder Erkrankungen genau bestimmen zu können, z. B. „Stich in der Herzgegend", „Einschußöffnung in der Lebergegend", „Ausschuß in der Nierengegend" usw. usw.

Abb. 2. Regionen des menschlichen Körpers (Rückansicht)

1. *Hinterhauptgegend* = Regio occipitalis
2. *Nackengegend* = Regio nuchae
3. *Wirbelgegend* = Regio vertebralis
4. *Schulterblattgegend* = Regio scapularis
5. *Nierengegend* = Regio renalis
6. *Kreuzbeingegend* = Regio sacralis
7. *Steißbeingegend* = Regio coccygica
8. *Gesäßgegend* = Regio glutaea
9. *Kniekehlengegend* = Regio poplitea
10. *Wadengegend* = Regio gastrocnemia
11. *Fußsohle* = Regio plantaris
12. *Ellenbeuge* = Regio cubiti interna
13. *Handrücken* = Regio dorsalis manus

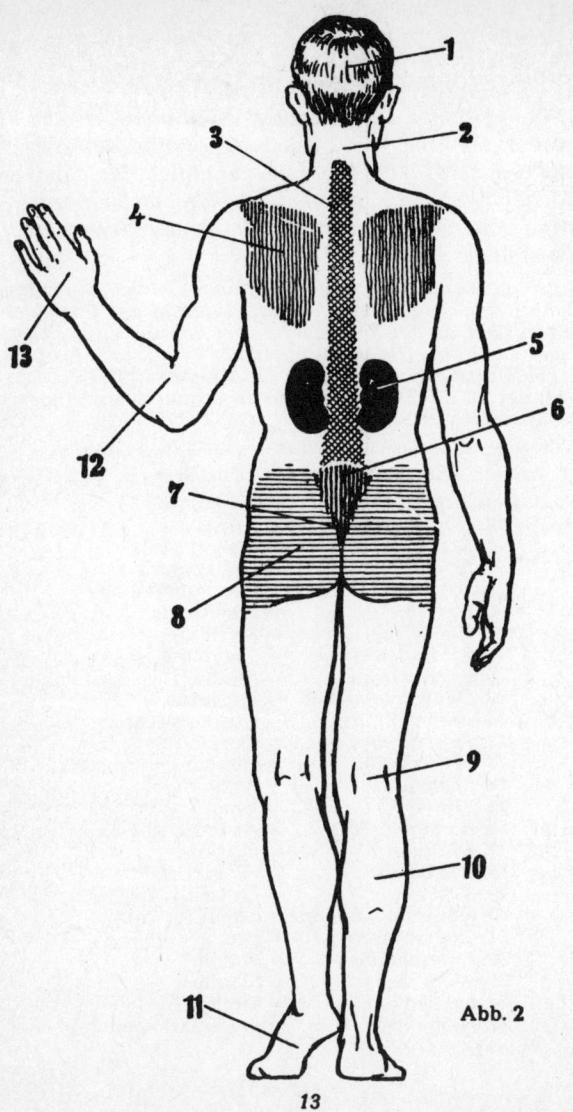

Abb. 2

13

II. Knochengerüst des menschlichen Körpers

Die Grundlage aller anatomischen Kenntnisse ist das Knochengerüst des Menschen, das sogenannte Skelett.
Es besteht aus 245 Knochen (einschließlich der Zähne, Gehörknöchelchen und Sesambeine*)) die meist durch sehnenartige Bänder = Ligamenta *miteinander beweglich verbunden sind.*

*) Sesambeine nennt man die über einem Gelenk liegenden, in eine Sehne eingeschalteten Knochen, wie sie am Grundgelenk der großen Zehe an der Sohlenseite zum Beispiel zu finden sind; manchmal auch am Daumengrundgelenk auf der Beugeseite. Ein Sesambein ist eigentlich auch die Kniescheibe = Patella, *ein Knochen, der, in die Sehne des* Musculus quadriceps *eingeschaltet, das Kniegelenk überdeckt.*

Abb. 3. Skelett des Menschen

1. *Stirnbein* = Os frontale
2. *Oberkiefer* = Maxilla
3. *Scheitelbein* = Os parietale
4. *Schläfenbein* = Os temporale
5. *Jochbein* = Os zygomaticum
6. *Unterkiefer* = Mandibula
7. *Halswirbel* = Vertebrae cervicales
8. *Schlüsselbein* = Clavicula
9. *Brustbein* = Sternum
10. *Oberarmknochen* = Humerus
11. *Wahre Rippen* = Costae verae
12. *Falsche Rippen* = Costae falsae
13. *Wirbelsäule* = Columna vertebralis
14. *Speiche* = Radius
15. *Elle* = Ulna
16. *Handgelenk* = Articulatio manus
17. *Hüftbein* = Os ilium
18. *Kreuzbein* = Os sacrum
19. *Sitzbein* = Os ischii
20. *Oberschenkelkopf* = Caput femoris
21. *Oberschenkel* = Femur
22. *Kniescheibe* = Patella
23. *Wadenbein* = Fibula
24. *Schienbein* = Tibia
25. *Fußgelenk* = Articulatio pedis

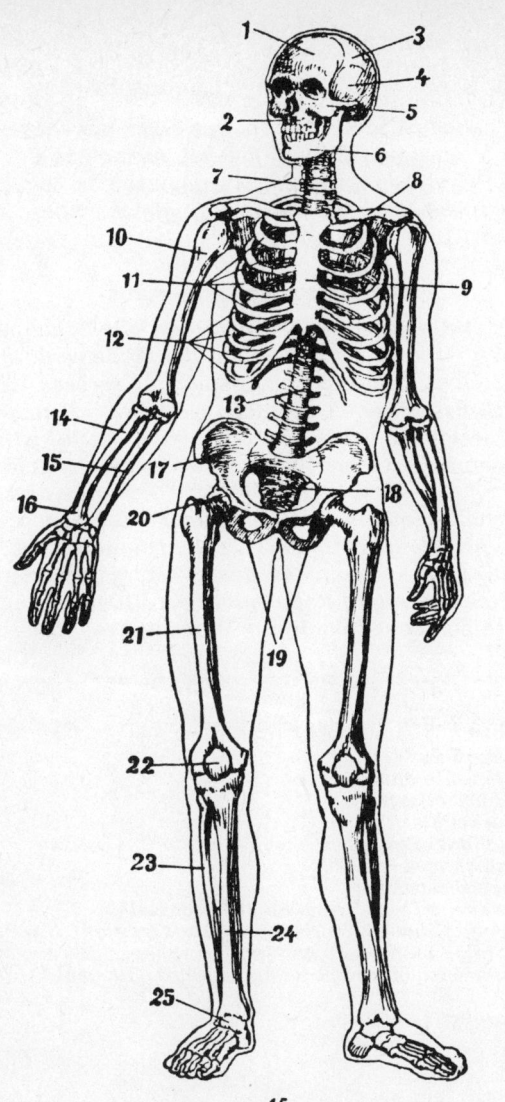

Abb. 3

III. Elemente des menschlichen Körpers

Der menschliche Körper besteht aus einer ungeheuer großen Anzahl einzelner Zellen, die mit Ausnahme der Blutzellen als Gewebe auftreten. Ein Gewebe ist ein durch Zellteilung entstandener Verband gleichartiger Zellen (siehe Abb. 4).

1. Deck- oder Epithelgewebe

Es bekleidet die gesamte Oberhaut und alle Schleimhäute der inneren Organe, soweit sie mit der Außenwelt in Verbindung stehen. Die feine Innenhaut der serösen Körperhöhlen (Brusthöhle, Rippenfell = Pleura, Bauchhöhle, Bauchfell = Peritonaeum, Schädelhöhle, harte Hirnhaut = Dura mater) bezeichnet man als Endothel, es entspricht dem Epithel. An der Oberhaut bildet das Epithel, hier Epidermis genannt, eine mehrfache Schicht. Die abgeschilferten und verbrauchten Epidermiszellen werden von einer tiefer gelegenen Keimschicht, dem Stratum germinativum, ersetzt. Eine besondere Rolle spielt das Drüsenepithel: das Produkt seiner Zellen stellt das Drüsensekret dar.

Abb. 4. Zellen des menschlichen Körpers = Cellulae

1. *Knochenzellen*
2. *Quergestreifte Muskelfasern*
3. *Glatte Muskelfasern*
4. *Herzmuskelfasern*
5. *Einschichtiges Epithel*
6. *Mehrschichtiges Epithel*
7. *Bindegewebsfasern*
8. *Fettgewebe: a Fettzellen, b Bindegewebszellen*
9. *Blutzellen: a rote Blutkörperchen (Erythrocyten), b weiße gelapptkernige Blutkörperchen (polymorphkernige Leucocyten), c Lymphzellen (Lymphozyten), d Blutplättchen (Thrombocyten)*
10. *Nervenzelle*

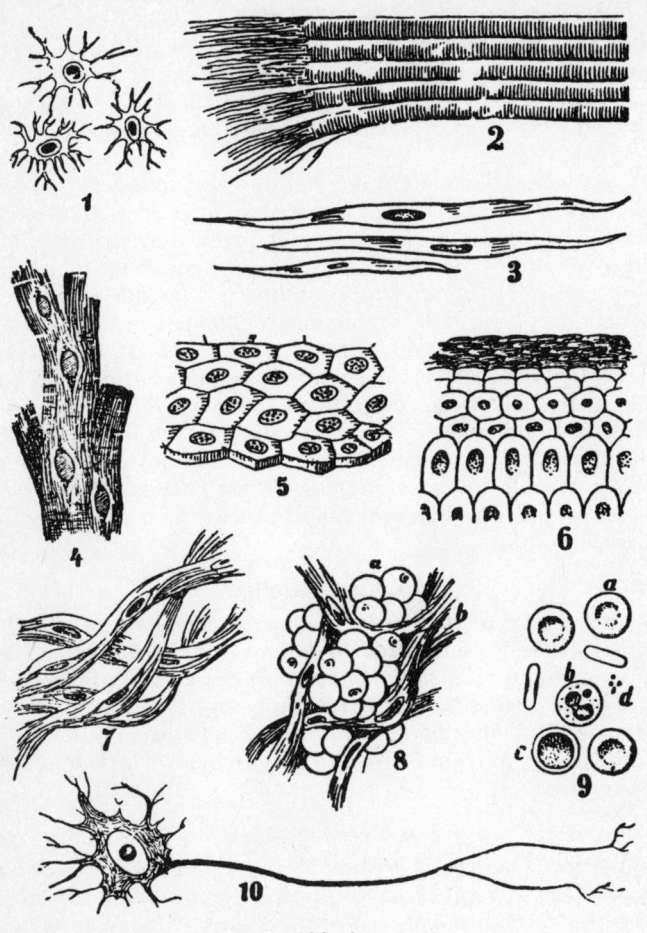

Abb. 4

2. Bindegewebe

Das Bindegewebe ist im wesentlichen das Stützgerüst für das Epithel. In besonders fester Form dient es zum Aufbau der Sehnen, Gelenkbänder und Gelenkkapseln. Im Nervensystem wird das Bindegewebe Glia oder Neuroglia genannt.

Dem Bindegewebe steht das Fettgewebe am nächsten, nur daß es nicht zum Aufbau des Körpers beiträgt. In Gestalt kleiner Fettkugeln, die durch Bindegewebe gestützt sind, füllt es Hohlräume aus, so z. B. die Schläfengruben; bei von außen bedingter Unterernährung oder bei zehrenden Krankheiten springt deshalb der Jochbogen stark vor, weil der Körper das Fett über und unter ihm abbaut. Neben der Schläfengrube sind Ablagerungsstätten des Fettes noch das Netz und das Unterhautzellgewebe des ganzen Körpers. Beim weiblichen Körper, der im allgemeinen fettreicher ist als der männliche, bewirkt es die Rundung der Formen. Als schlechter Wärmeleiter spielt das Fett des Unterhautzellgewebes im Wärmehaushalt des Körpers eine hervorragende Rolle.

3. Knorpelzellen

In der embryonalen Entwicklung ist das Knorpelgewebe überall die Vorstufe des Knochens; später finden wir es überall da, wo Elastizität neben einer gewissen Festigkeit notwendig ist, so an den Gelenkenden der Knochen, beim Bau der Luftröhre und des Kehlkopfs, an Nase, Ohrmuschel und Gehörgang, am Brustkorb und an den Zwischenwirbelscheiben.

4. Knochenzellen

Die Knochensubstanz erreicht durch Einlagerung von Kalksalzen (zu etwa 90 Prozent phosphorsaurer Kalk, im übrigen Kalziumkarbonat, -chlorid, -fluorid, Magnesiumphosphat) eine hohe Festigkeit. Ihre Ernährung geschieht durch die sehr empfindliche, reichlich mit Blutgefäßen und Nerven durchsetzte Knochenhaut, das sogenannte Periost, und den Knochen durchziehende feine Kanälchen. Das Dickenwachstum findet durch Anlagerung vom Periost aus, das Längenwachstum der gestreckten Knochen von der Epiphysenlinie aus statt (Abb. 5).

Man unterscheidet der Gestalt nach folgende Knochen:

1. *lange oder Röhrenknochen (siehe Abb. 5)*, z. B. Oberarmknochen = Os humeri und Oberschenkelnochen = Os femoris,

2. *platte oder breite Knochen (siehe Abb. 6)*, z. B. Scheitelbein = Os parietale, Schulterblatt = Scapula,

3. *kurze Knochen*, z. B. Hand- und Fußwurzelknochen,

4. *unregelmäßig geformte Knochen*, z. B. Keilbein = Os sphenoides (sphenoidale), Siebbein = Os ethmoides (ethmoidale).

Zum Teil sind die Knochen mit luftgefüllten Kammern (pneumatischen Höhlen) versehen, z. B. *Oberkieferhöhle* = Antrum maxillare (Highmori sprich heimori), *Keilbeinhöhle* = Sinus sphenoideus (sphenoidalis), *Siebbeinzellen* = Cellulae ethmoideae (ethmoidales) usw.

Die Mitte der langen Röhrenknochen bezeichnen wir als Diaphyse, beiderseits folgen ihr nach dem Ende hin die Metaphysen, denen, getrennt durch die Epiphysenlinien, die Epiphysen aufsitzen. Die Epiphysenlinie ist nur in der Jugend nachweisbar; das Längenwachstum des Knochens ist etwa mit dem zwanzigsten Jahr abgeschlossen. Die Wand der Diaphyse bildet die Substantia compacta, *Meta- und Epiphysen die* Substantia spongiosa, *die von einem feinen Balkensystem durchsetzt ist. Die von der* Substantia compacta *umschlossene Markhöhle enthält das gelbe oder Fettmark, die übrigen Teile des Knochens das rote Knochenmark.*

Wo zwei Knochen miteinander in Beziehung treten, da geschieht das durch ein sogenanntes Gelenk. Die Gelenkenden der Knochen sind im Interesse der Elastizität mit Knorpel überzogen; die Gelenkschmiere = Synovia, eine gallertige, ölartige Flüssigkeit, vermindert die Reibung bei Bewegungen. Eine derbe, bindegewebige Gelenkkapsel schließt das Gelenk gegen seine Umgebung ab (vgl. Abb. 6, Durchschnitt durch das Schultergelenk).

Man unterscheidet bei den Gelenken je nach ihrer Beweglichkeit:

1. *Scharniergelenk:* Bewegung nur in einer Richtung möglich (Ellenbogen, Kniegelenk),
2. *Sattel- oder Eigelenk:* Bewegung in zwei Richtungen möglich (Daumengrundgelenk, Handgelenk),
3. *Roll- oder Kugelgelenk:* Bewegung in allen Richtungen möglich, Kreisen (Schulter- und Hüftgelenk).

Die Gelenkkapsel wird durch die Bänder verstärkt. Bei manchen Gelenken ist die Beweglichkeit so gering, daß sie kaum noch den Namen eines Gelenkes verdienen, so bei dem Gelenk zwischen Darm- und Kreuzbein = Articulatio sacroilica. Die Schädelknochen sind, gegeneinander kaum mehr beweglich, untereinander mit Nähten verbunden.

5. Muskelzellen

Das charakteristische Merkmal der Muskelzelle ist ihre Zusammenziehbarkeit, ihre Kontraktilität. Jeder Muskel ist ein Verband von Muskelzellen, und jede Bewegung am Körper geht auf die Tätigkeit eines Muskels zurück (musculus = Verkleinerungsform von mus = Maus; in alten Anatomiebüchern findet man noch „Mäuslein" statt Muskel). Wir unterscheiden:

1. quergestreifte Muskulatur,
2. glatte Muskulatur,
3. Herzmuskulatur.

Die quergestreifte Muskulatur (die Querstreifung ist nur im Mikroskop erkennbar) bildet die gesamte unserem Willen unterworfene Körpermuskulatur. Zu jedem Muskel geht ein Bewegungsnerv (motorischer Nerv), der vom Gehirn einen Bewegungsimpuls (vom Zentrum ausgehend, also zentrifugal) zum Muskel leitet und im Muskelgewebe in einer „Endplatte" endet. Je nach der Gestalt des Muskels ist seine Formänderung bei Eintreffen eines Willensimpulses, bei der „Innervation", verschieden, desgleichen die von ihm bewirkte Bewegung: der spindelförmige Skelettmuskel bewirkt eine Hebelbewegung, der ringförmige Schließmuskel = Sphincter einen Verschluß einer Öffnung, das kuppelförmige Zwerchfell eine Abflachung der Kuppel.

Die glatte Muskulatur versorgt alle inneren Organe und ist unserem Willen nicht unterworfen, sie arbeitet auch im Schlaf, in der Narkose und bei Bewußtlosigkeit weiter; besonders wichtig ist sie für die Verdauungsorgane. Während die Zusammenziehung der quergestreiften Muskeln schnell und ruckartig erfolgt, ist die Zusammenziehung der glatten Muskulatur eine langsame, deren Kraft allmählich zunimmt.

Der Herzmuskel hat eine quergestreifte Muskulatur besonderer Bauart, die aber unserem Willen nicht unterworfen ist. Seine Kontraktion unterscheidet sich auch insofern von der der quergestreiften Muskulatur, als das Herz sein eigenes Nervensystem besitzt. In der Wand des rechten Vorhofes liegt ein Nervenknoten, von dem die Reize für die Herzarbeit ausgehen; der zehnte Hirnnerv = Nervus vagus, hemmt diese Reize und steuert gewissermaßen.

6. Nervenzellen

Die Nerven- oder Ganglienzellen haben einen vielzackigen sternförmigen Körper und einen großen blasenförmigen Kern. Die vielen feinen Fortsätze dienen dazu, die Verbindung mit der Umgebung herzustellen. Einer dieser Fortsätze ist besonders lang und stellt die Verbindung mit dem Endorgan (Muskel, Haut oder Sinnesorgan) dar. Die Häufung von Nervenzellen ist im Gehirn und Rückenmark als graue Substanz erkennbar. So kann z. B. von einer Nervenzelle ein Willensimpuls ausgehen, der dann (zentrifugal) zu einem Muskel geht und eine Bewegung auslöst (motorischer Nerv), oder ein Sinneseindruck wird von einem Nerven eines Sinnesorgans (sensorischer Nerv) einer Nervenzelle zugeleitet (dem Zentrum zustrebend, zentripetal); in derselben Richtung leitet ein sensibler (Empfindungs-) Nerv einen Reiz, der von einem Tastorgan der Haut ausgeht, zum Nervensystem.

7. Blutzellen

Das Blut ist eine Emulsion wie die Milch, das heißt, in seinem flüssigen Bestandteil, dem Blutplasma, sind feine körperliche Elemente, die Blutkörperchen, enthalten; sie sind darin „suspendiert", wie bei der Milch die Fettkügelchen in der Molke. Das Blutplasma besteht aus dem leicht gelblich gefärbten Serum und dem Fibrinogen, aus dem im Augenblick der Gerinnung Fibrin wird, ein faseriger Eiweißstoff. Das Serum enthält zu 90 Prozent Wasser, im übrigen Eiweißkörper, Fette, Farbstoffe, organische Substanzen, wie Harnsäure und Harnstoff, Hormone und Fermente. Die Eiweißkörper sind die Träger der Schutzstoffe, die wir bei Erkrankungen bilden.

Der Traubenzucker der Nahrung wird in der Leber als Glykogen gespeichert und je nach Bedarf dem Blute beigemengt.

Neben den organischen Bestandteilen enthält das Blutserum noch anorganische, obenan Kochsalz, in geringer Menge Kalzium, Kalium, Magnesium, Sulfate und Phosphate. Die Hormone sind die Sekrete der Drüsen mit innerer Sekretion (Bauchspeicheldrüse, Keimdrüsen, Schild-

drüse, Nebenschilddrüsen, Nebennieren, Hirnanhang, Zirbeldrüse, Thymus), die dem Blute beigemischt werden.
Die von den Verdauungsdrüsen gebildeten Fermente, Körper, die chemische Umsetzungen hervorrufen, sind gleichfalls im Blut vorhanden, wenn auch in sehr geringer Menge.
Die roten Blutkörperchen = Erythrozyten sind kleine, in der Mitte dünnere Scheibchen, die oft in Geldrollenform beieinander liegen. Sie sind etwa 0,007 mm groß und 0,002 mm dick. Beim Manne sind etwa 5, bei der Frau 4,5 Millionen Erythrozyten im Kubikmillimeter; sie enthalten den Blutfarbstoff = Hämoglobin, der dem Blute die Farbe gibt; das Hämoglobin geht mit dem Sauerstoff der Luft und mit der Kohlensäure sehr leicht Verbindungen ein. Die Erythrozyten nehmen also die Abbauprodukte der Zelle, im wesentlichen Kohlensäure, auf; das kohlensäurehaltige verbrauchte Blut wird erst dem Herzen, dann von diesem im kleinen Kreislauf der Lunge zugeführt und dort mit dem Sauerstoff der Luft in Verbindung gebracht (Arterialisierung). Das verbrauchte, mit Kohlensäure überladene Blut ist dunkelrot; nach der Aufnahme von Sauerstoff ist es hellrot.
Die roten Blutkörperchen sind kernlose Zellen von geringer Lebensdauer (4, höchstens 6 Wochen); sie werden im Knochenmark gebildet und in der Milz abgebaut.
Die weißen Blutkörperchen = Leukozyten sind größer als die Erythrozyten, bis zu 0,014 mm, ihre Zahl ist in der Regel 5000 bis 10000 im Kubikmillimeter; nach der Mahlzeit besteht eine gewisse vorübergehende Erhöhung dieser Zahl, die sogenannte Verdauungsleukozytose, bei Entzündungen im Körper ist diese Leukozytose erheblicher und dabei eine dauernde. Die Leukozyten können sich durch Fortsätze ihres Protoplasmaleibes = Pseudopodien fortbewegen und heißen deshalb auch Wanderzellen; diese Beweglichkeit des Protoplasmas befähigt sie auch, eingedrungene Fremdkörper, Bakterien oder Staubteilchen,

zu umschließen und unschädlich zu machen, man nennt sie deshalb auch Freßzellen = Phagozyten. Von den Leukozyten unterscheidet man zwei Gruppen: Granulozyten und Lymphozyten; die Granulozyten haben einen gelappten Kern, man teilt sie — je nach ihrer Beziehung zu bestimmten Farbstoffen — in neutrophile, basophile und eosinophile Granulozyten, die Lymphozyten haben einen großen runden Kern und einen schmalen Zelleib. Während die Granulozyten wie die Erythrozyten im roten Knochenmark gebildet werden, stammen die Lymphozyten aus der Milz und den Lymphknoten.

Bei Entzündung und um einen eingedrungenen Fremdkörper herum findet eine starke Zuwanderung weißer Blutkörperchen statt, und es kommt zur Eiterbildung.

Außer den roten und weißen Blutkörperchen sind im Blute noch die sogenannten Blutplättchen = Thrombozyten vorhanden, kleine, 0,002 bis 0,003 mm messende Scheibchen, die bei der Blutgerinnung eine Rolle spielen. Ihre Zahl im Kubikmillimeter ist etwa 300 000. Stark verzögerte Gerinnung besteht bei der bekannten Bluterkrankheit = Hämophilie, die fast ausschließlich bei Männern vorkommt.

B. Anatomie
des menschlichen Körpers

B. Anatomie des menschlichen Körpers

I. Knochen, Gelenke und Muskeln
einschließlich peripherer Blut- und Lymphgefäße und Nerven

1. Kopf	= Cranium
2. Hals	= Collum
3. Schultergürtel	
4. Arm	= Brachium
5. Rumpf	= Truncus
a) Brustteil	= Thorax
b) Bauchteil	= Abdomen
6. Becken	= Pelvis
7. Bein	
a) Oberschenkel	= Femur
b) Unterschenkel	= Crus
c) Fuß	= Pes

Abb. 5. Langer Röhrenknochen (Durchschnitt)

1. Epiphyse, im Innern schwammige Substanz	= Substantia spongiosa
2. Epiphysenlinie	
3. Knochenhaut	= Periost
4. Harte Knochensubstanz	= Substantia compacta
5. Markhöhle	= Cavum medullare

Abb. 6. Schultergelenk (Durchschnitt)

1. Schulterblatt	= Scapula
2. Gelenkkapsel	= Capsula synovialis
3. Oberarmknochen	= Os humeri

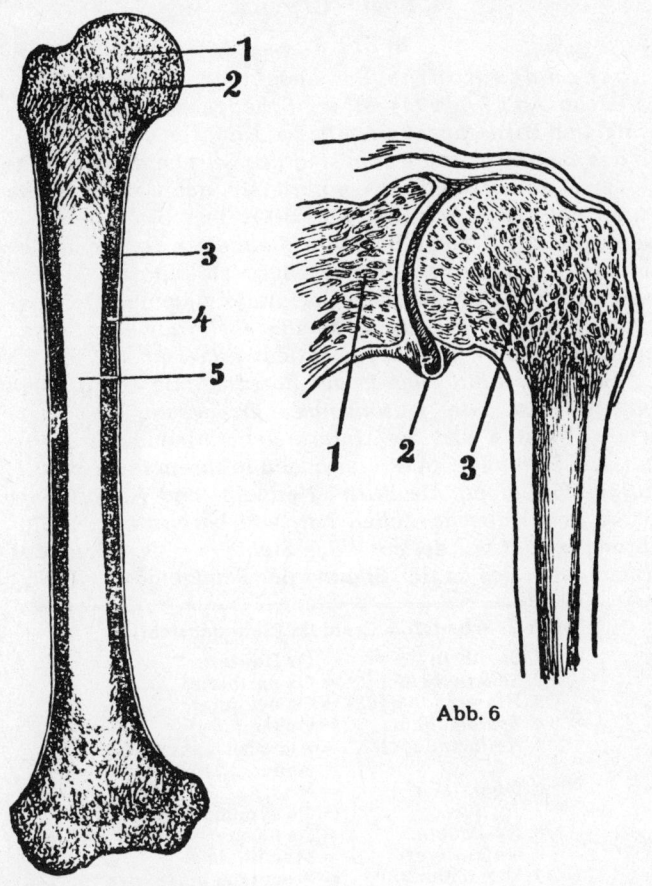

Abb. 5

Abb. 6

1. Kopf = Cranium

a) Schädel

Knochen des Kopfes. Das knöcherne Gerüst des Kopfes (siehe Abb. 7 bis 11) ist der Schädel, den man in Gesichts- und Hirnschädel einteilt. Die Knochen des Schädels, die das Gehirn umschließen, sind das Stirnbein = Os frontale, *zwei Scheitelbeine* = Os parietale, *das Keilbein* = Os sphenoides, *zwei Schläfenbeine* = Os temporale, *das auf der Abbildung 7 nicht sichtbare Siebbein* = Os ethmoides *und das Hinterhauptsbein* = Os occipitale *mit dem Großen Hinterhauptsloch* = Foramen occipitale magnum. *Den Gesichtsschädel bilden: das Jochbein* = Os zygomaticum, *das den Jochbogen* = Arcus zygomaticus *bildet und daher für den Gesichtsschnitt auch in der Rassenkunde von größter Bedeutung ist, zwei Nasenbeine* = Os nasale, *der Oberkiefer* = Maxilla *und der Unterkiefer* = Mandibula. *Stirnbein, Keilbein und Oberkiefer haben in ihrem Inneren lufthaltige Höhlungen, die Stirn-, Keilbein- und Kieferhöhle. Solche pneumatische Zellen hat, wie bereits in der Einführung gesagt wurde, auch das Siebbein* = Os ethmoides (ethmoidale), *das an der Bildung der Schädelbasis (Abb. 9)*

Abb. 7. Schädel = Cranium (Seitenansicht)*)

1. *Stirnbein* = Os frontale
2. *Scheitelbein* = Os parietale
3. *Hinterhauptsbein* = Os occipitale
4. *Schläfenbein* = Os temporale
5. *Keilbeinflügel* = Ala ossis sphenoidis (sphenoidalis)
6. *Oberkiefer* = Maxilla
7. *Jochbein* = Os zygomaticum
8. *Nasenbein* = Os nasale
9. *Unterkiefer* = Mandibula
10. *Warzenfortsatz mit knöchernem Gehörgang* = Processus mastoides (mastoideus) mit Meatus auditorius

*) *Muskulatur des Gesichts siehe Abb. 12.*

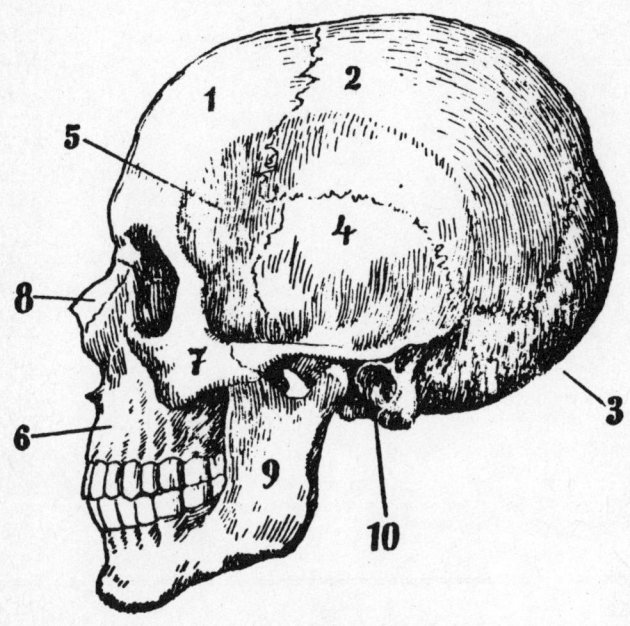

Abb. 7

Abb. 8. Schädel (Vorderansicht)

1. *Scheitelbein, rechtes* = **Os parietale dextrum**
2. *Stirnbein* = **Os frontale**
3. *Augenhöhle* = **Orbita**
4. *Jochbogen* = **Arcus ossis zygomatici**
5. *Nasenöffnung* = **Apertura pyriformis**
6. *Oberkiefer* = **Maxilla**
7. *Zähne* = **Dentes**
8. *Unterkiefer* = **Mandibula**

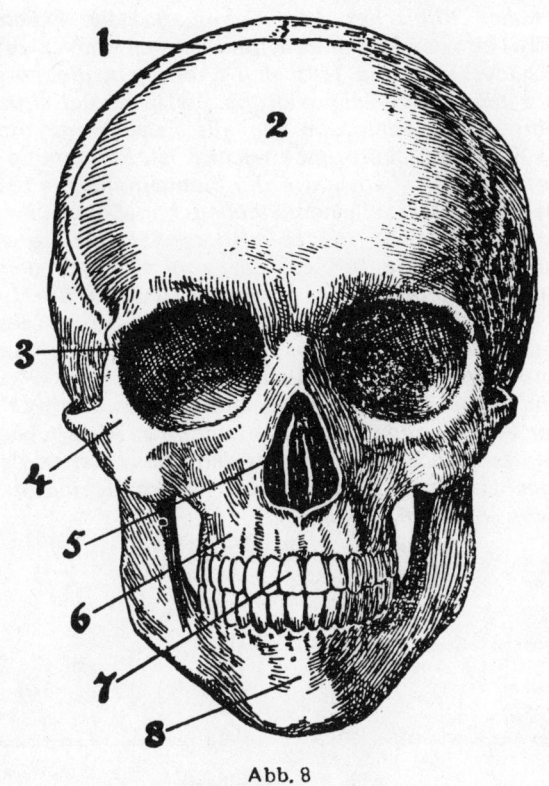

Abb. 8

teilnimmt und zur Nasenhöhle in Beziehung steht, die sogenannten Siebbeinzellen.
Von hoher klinischer Wichtigkeit ist die knöcherne **Schädelbasis** *(Schädelbrüche sind fast immer Brüche der Schädelbasis). Sie teilt sich (Abb. 9) in die vordere, mittlere und hintere Schädelgrube. Zwischen der mittleren und hinteren Schädelgrube liegt die Felsenbeinpyramide, die als Sitz des Gehörorgans wichtig ist. Erwähnung verdienen noch der ebenso wie die Siebbeinplatte =* **Lamina cribrosa ossis ethmoidis** *dem Siebbein angehörige Hahnenkamm =* **Crista galli,** *in der mittleren Schädelgrube der Türkensattel =* **Sella turcica,** *der vom Keilbein gebildet wird, in der hinteren Schädelgrube das Große Hinterhauptsloch =* **Foramen occipitale magnum,** *durch das die Fortsetzung des Gehirns, das Rückenmark, in den von den Wirbeln gebildeten Rückenmarkskanal eintritt.*
Die anatomischen Verhältnisse des **Unterkiefers** *sind aus der Abb. 10 ohne weiteres ersichtlich. Als knöchernes Gerüst des Mundbodens und für den Kauakt ist er als Ansatzknochen der Kaumuskeln =* **M. temporalis** *und* **M. masseter** *von Wichtigkeit.*

Abb. 9. Schädelbasis

1. *Vordere Schädelgrube*
2. *Türkensattel*   = Sella turcica
3. *Mittlere Schädelgrube*
4. *Hinterhauptsloch*   = Foramen occipitale magnum
5. *Hintere Schädelgrube*

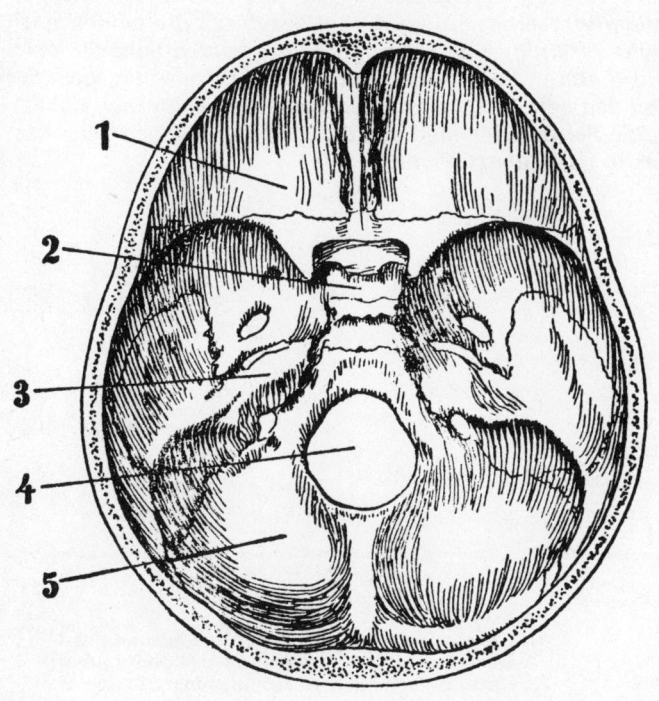

Am Schädel des Neugeborenen (Abb. 11) sind von besonderer Wichtigkeit die beiden Fontanellen; deren vordere, die sogenannte große Fontanelle, ist unregelmäßig vierseitig. Sie wird gebildet durch die beiden noch nicht vereinigten Stirnbeine und die beiden Scheitelbeine. Die hintere oder kleine Fontanelle ist dreiseitig, gebildet von den beiden Scheitelbeinen und dem Hinterhauptsbein. Beide Fontanellen sind zur Bestimmung der Lage des Kindes in der Geburt wichtig.

Abb. 10. Unterkiefer

1. *Kronfortsatz* = **Processus coronoides**
2. *Gelenkfortsatz* = **Processus condyloides**
3. *Unterkieferwinkel* = **Angulus mandibulae**
4. *Unterkieferbogen* = **Arcus mandibulae**

Abb. 11. Schädel des Neugeborenen

1. *Stirnbein* = **Os frontale**
2. *Große Fontanelle*
3. *Scheitelbein* = **Os parietale**
4. *Kleine Fontanelle*
5. *Hinterhauptsbein* = **Os occipitale**

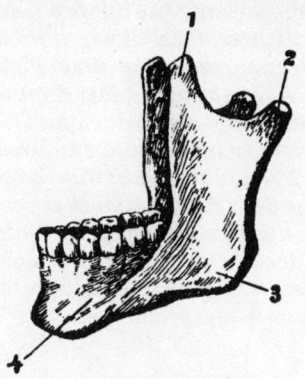

Abb. 10

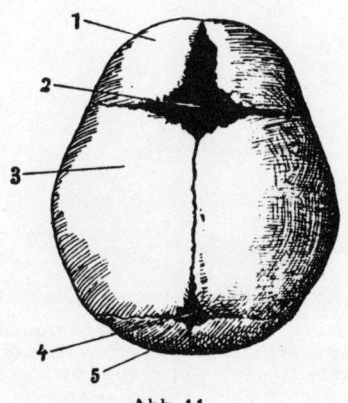

Abb. 11

Muskeln des Kopfes (Abb. 12). Die Gesichtsmuskulatur dient im wesentlichen der Mimik; alle Bewegungen der Lippen beim Sprechen, das Naserümpfen, Stirnrunzeln, das Hochziehen der Augenbrauen beim Staunen sind Wirkungen dieser Muskulatur, ebenso der halb willkürliche Lidschlag. Am Gesichtsschädel sind für uns, abgesehen von der mimischen Muskulatur, nur die beiden Kaumuskeln von Bedeutung, der Schläfenmuskel = Musculus temporalis, der in der Schläfengegend entspringt und am Kronenfortsatz des Unterkiefers = Processus coronoides angreift, und der Kaumuskel = Musculus masseter, der vom Jochbein zum Unterkiefer verläuft.

Abb. 12. Muskulatur des Gesichts

1. *Stirnmuskel* = **Musculus frontalis**
2. *Augenschließmuskel* = M. orbicularis orbitae
3. *Jochbein-Mundmuskel* = M. zygomaticus major und minor
4. *Kaumuskel* = M. masseter
5. *Kopfnicker* = M. sternocleidomastoideus
6. *Oberflächlicher Halsmuskel* = Platysma
7. *Mundschließmuskel* = M. orbicularis oris
8. *Schläfenkaumuskel* = M. temporalis

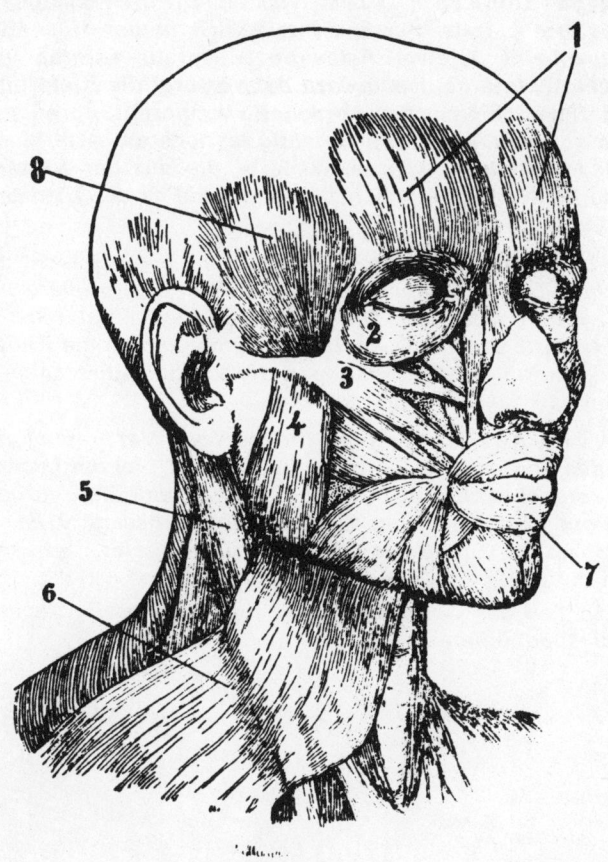

Abb. 12

Blutgefäße des Kopfes *(Abb. 19).* Die Halsschlagader = Arteria carotis communis *teilt sich in der Höhe des Zungenbeins in zwei Äste, die* A. carotis externa und A. carotis interna; *der äußere Ast versorgt die Kiefer und bildet die Schläfenarterie* = Arteria temporalis, *deren Puls man vor dem Ohre fühlt. Wichtig ist noch die Arterie des Schädelgrundes* = Arteria basilaris, *die aus der Vereinigung beider Wirbelarterien entsteht und an der Hirnbasis verläuft.*

Die Lymphgefäße des Kopfes sind klinisch nicht unwichtig. Einige Lymphknoten liegen vor, eine größere Anzahl hinter dem Ohr. Die Lymphgefäße der unteren Gesichtshälfte sammeln sich in den Lymphknoten am Kieferrand, die oft bei Erkrankungen der Zähne in Erscheinung treten.

Nerven des Kopfes. In die nervöse Versorgung des Kopfes und des Gesichtes teilen sich der Nervus facialis, *der ausschließlich motorische Fasern enthält, und der* Nervus trigeminus, *der Gefühls- und Drüsennerv ist. Er versorgt die Zähne des Ober- und Unterkiefers; wir kennen ihn alle vom Zahnarzt her.*

Einen Teil des Gesichtsschädels nehmen Nasen-, Rachen- und Mundhöhle ein.

b) Nasenhöhle

Die Nasenhöhle (siehe Abb. 13) wird nach oben begrenzt durch das Keilbein = Os sphenoides (sphenoidale) *und die Nasenbeine* = Ossa nasalia; *die vordere Begrenzung ist die äußere Nase; die vordere Hälfte der unteren Begrenzung bildet der harte, die hintere der weiche Gaumen* = Palatum durum *und* Palatum molle. *Durch die Nasenscheidewand wird sie in zwei oft ganz ungleich große Hälften geteilt. Diese Scheidewand besteht aus dem Pflugscharbein* = Vomer, *einem vertikalen Fortsatz des Siebbeins* = Lamina perpendicularis ossis ethmoidis *und einem viereckigen Knorpelstück* = Cartilago quadrangularis. *Die Nasenhöhle ist mit einer blutreichen Schleimhaut ausgekleidet, die, reich an Schleimdrüsen und Eptihel, mit Flimmerhaaren versehen ist. Die Atemluft wird dadurch filtriert und von Staubbeimengungen gereinigt. Im oberen*

Teil der Nasenhöhle, der sogenannten Riechgegend, verzweigen sich die Äste des Riechnerven (1. Hirnnerv = Nervus olfactorius) *und vermitteln dem Gehirn die Geruchseindrücke. Die Seitenwände der Nasenhöhle tragen je drei dem Siebbein angehörende Nasenmuscheln =* Conchae, *deren oberste oft mangelhaft ausgebildet ist oder ganz fehlt. In Abb. 13 ist ihr Durchschnitt als kleines Zipfelchen am Nasenhöhlendach zu sehen. Es besteht eine Verbindung zwischen dem Naseninnern und den Nebenhöhlen (Stirn- und Kieferhöhle). Hinter der untersten Muschel mündet in der Rosenmüllerschen Grube die Ohrtrompete =* Tuba pharyngotympanica (Eustachii).

Abb. 13. Nasenhöhle (Durchschnitt)

1. *Untere Nasenmuschel*	= **Concha inferior**
2. *Kieferhöhle*	= **Antrum maxillare**
3. *Mittlere Nasenmuschel*	= **Concha media**
4. *Augenhöhle*	= **Orbita**
5. *Obere Nasenmuschel*	= **Concha superior**
6. *Dach der Nasenhöhle, Siebbein*	= **Os ethmoides**
7. *Siebbeinzellen*	= **Cellulae ossis ethmoidis**
8. *Nasenscheidewand*	= **Septum narium**

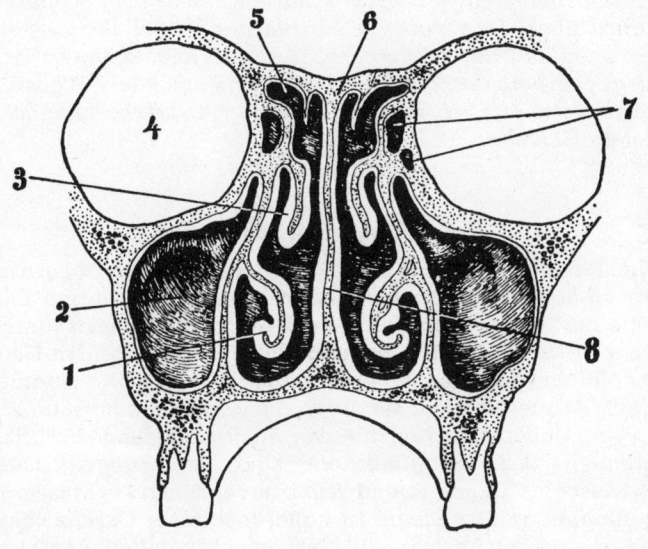

Abb. 13

c) Rachenhöhle

Der obere Teil der Rachenhöhle (siehe Abb. 14) wird als Nasenrachenraum bezeichnet, der untere Teil ist nicht scharf abgegrenzt; man rechnet die Rachenhöhle etwa bis zum Kehlkopfeingang (Abb. 14, 8), etwa in Höhe des dritten Halswirbels geht sie ohne scharfe Grenze in die Speiseröhre über. Ihre vordere Begrenzung bildet der weiche Gaumen mit dem Zäpfchen. An der Rachenhinterwand liegt oberhalb des Zäpfchens die Rachenmandel = Tonsilla pharyngica (früher pharyngea), eine Anhäufung lymphatischen Gewebes.

d) Mundhöhle

Die Mundhöhle (siehe Abb. 15) wird nach oben begrenzt vom harten und weichen Gaumen = Palatum durum und Palatum molle, nach unten vom Mundboden, nach hinten vom weichen Gaumen, dem Zäpfchen und den beiden Gaumenfalten, zwischen denen die Mandel = Tonsilla palatina liegt. Ausgefüllt wird sie durch die Zunge, ein muskulöses Organ, äußerst wichtig für den Schluckakt und die Lautbildung; ihre Hauptmuskeln sind der Zungenmuskel = Musculus lingualis und Kinnzungenmuskel = Musculus genioglossus. Die Zunge ist außerdem unser Geschmacksorgan; sie ist besetzt mit Geschmackspapillen von verschiedener Gestalt, fadenförmigen, pilzförmigen und umwallten. Die letztgenannten stehen, 9 bis 11 Stück, eine nach vorn offene V-Figur bildend, nahe dem Zungengrund. Wir unterscheiden vier Geschmacksqualitäten: bitter, süß, sauer, salzig; um geringe Intensität des Geschmacks anzudeuten, sagen wir: bitterlich, säuerlich usw., bei großer Intensität des Geschmackseindrucks: stark bitter, stark sauer usw. Bei unseren Geschmackseindrücken spricht der Geruch mehr mit, als man glaubt.

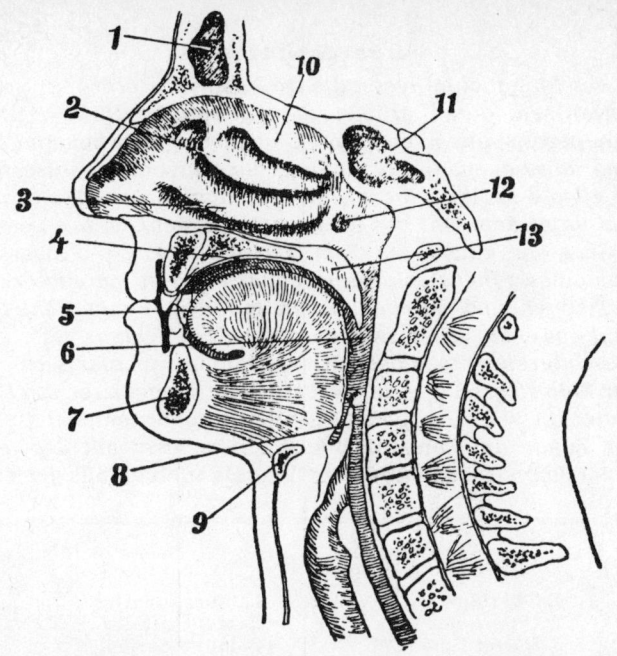

Abb. 14. Mund-, Nasen- und Rachenhöhle (Sagittaldurchschnitt)

1. *Stirnhöhle*	= Antrum frontale
2. *Mittlere Nasenmuschel*	= Concha media
3. *Untere Nasenmuschel*	= Concha inferior
4. *Harter Gaumen*	= Palatum durum
5. *Zunge*	= Lingua, Glossa
6. *Rachen*	= Pharynx
7. *Unterkiefer*	= Mandibula
8. *Kehldeckel*	= Epiglottis
9. *Zungenbein*	= Os hyoides (hyoideum)
10. *Obere Nasenmuschel*	= Concha superior
11. *Keilbeinhöhle*	= Antrum pterygoideum (Highmori)
12. *Mündung der Ohrtrompete*	= Tuba oto-pharyngica
13. *Weicher Gaumen*	= Palatum molle

e) Speicheldrüsen

In der Mundhöhle liegen die drei paarigen größeren Speicheldrüsen, deren größte, die Ohrspeicheldrüse = Glandula parotis, uns allen vom „Ziegenpeter" her bekannt ist, einer ansteckenden Entzündung der Ohrspeicheldrüse. Sie ist etwa 4 cm lang, 3 cm breit und 2 cm dick und liegt vor und unter dem Ohr auf dem aufsteigenden Ast des Unterkiefers, sie reicht bis zum Warzenfortsatz = Processus mastoides. *Ihr Ausführungsgang verläuft parallel dem Jochbogen und mündet mitten auf der Wangenschleimhaut am ersten oder zweiten oberen Mahlzahn.*

Die Unterkieferspeicheldrüse = Glandula submaxillaris *ist nur halb so groß wie die Parotis, mehr langgestreckt, nicht dreieckig wie diese; ihr Ausführungsgang mündet unter der Zunge am Zungenbändchen, manchmal mit dem der Unterzungenspeicheldrüse=*Glandula sublingualis *gemein-*

Abb. 15. Mundhöhle = Cavum oris

1. *Oberlippe* = Labium superius
2. *Unterlippe* = Labium inferius
3. *Harter Gaumen* = Palatum durum
4. *Weicher Gaumen* = Palatum molle
5. *Zäpfchen* = Uvula
6. *Vorderer Gaumenbogen* = Arcus palatinus anterior
7. *Hinterer Gaumenbogen* = Arcus palatinus posterior
8. *Gaumenmandel* = Tonsilla palatina
9. *Mundwinkel*
10. *Hintere Rachenwand*
11. *Obere Zahnreihe*
12. *Untere Zahnreihe*
13. *Zunge* = Lingua, Glossa

Abb. 16. Bleibendes Gebiß

1. und 2. *Schneidezähne* = Dentes incisivi
3. *Eckzahn* = Dens caninus
4. und 5. *Vordere Mahlzähne* = Dentes praemolares
6., 7. und 8. *Hintere Mahlzähne* = Dentes molares

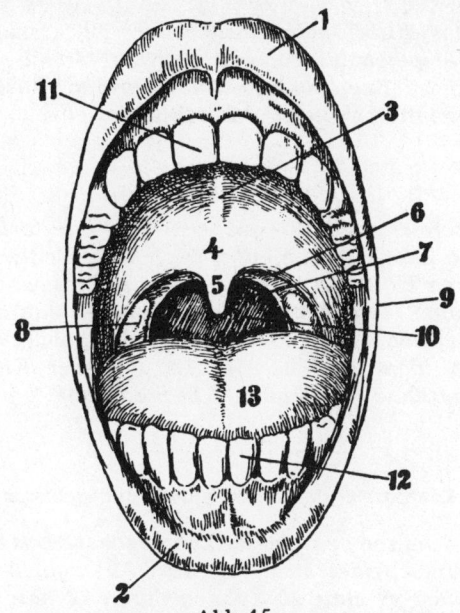

Abb. 15

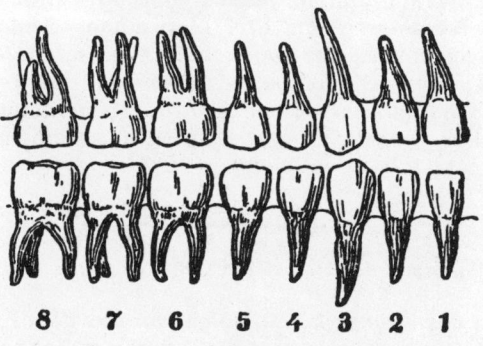

Abb. 16

sam. Dieses dritte Speicheldrüsenpaar ist, kleiner als die Unterkieferspeicheldrüse, von gleicher Gestalt; mitunter mündet diese Speicheldrüse in mehreren Ausführungsgängen unmittelbar in die Mundhöhle.

f) Gebiß

Der Mensch wird zahnlos geboren; die Kieferfortsätze, die später die Zähne tragen, sind noch wenig entwickelt. In der zweiten Hälfte des ersten Lebensjahres wachsen die ersten Zähne (Schneidezähne). Mit etwa 2 Jahren ist das Gebiß des Kindes, das sogenannte Milchgebiß, vollendet; es besteht dann aus 20 Zähnen, in jeder Kieferhälfte 2 Schneidezähne, 1 Eckzahn, 2 Backenzähne.

$$\frac{2 \quad 1 \quad 2}{2 \quad 1 \quad 2} \Big| \frac{2 \quad 1 \quad 2}{2 \quad 1 \quad 2}$$

Zahnformel des sogenannten Milchgebisses

Mit etwa 6 Jahren beginnt der Zahnwechsel. Das bleibende Gebiß unterscheidet sich von dem Milchgebiß zunächst dadurch, daß es statt 20 Zähnen deren 32 hat; an Stelle der zwei Backenzähne in jeder Kieferhälfte zwei Vormahlzähne = Prämolaren und drei Mahlzähne = Molaren. Der letzte Backenzahn, der sogenannte Weisheitszahn, bricht etwa zwischen dem 20. und 24. Lebensjahr durch; mitunter ist er mangelhaft entwickelt oder bleibt überhaupt im Kiefer stecken. Von ihm abgesehen, ist das bleibende Gebiß mit etwa 14 Jahren vollendet.

$$\frac{3 \quad 2 \quad 1 \quad 2}{3 \quad 2 \quad 1 \quad 2} \Big| \frac{2 \quad 1 \quad 2 \quad 3}{2 \quad 1 \quad 2 \quad 3}$$

Zahnformel des bleibenden Gebisses (siehe Abb. 16)

Der Bau des Zahnes ist der folgende: aus dem Kieferfortsatz = Alveolarfortsatz ragt die Krone des Zahnes hervor, *im Kieferfortsatz selbst liegt die Wurzel; die schmale Übergangszone ist der Zahnhals. Grundsubstanz des Zahnes ist das Zahnbein = Dentin, das an der Krone vom Schmelz oder Email, an der Wurzel vom Zement überzogen ist. Zwischen dem Zement und dem Kiefer liegt die Zahnwurzelhaut = Periost. Innerhalb des Zahnes befindet sich die Pulpahöhle, darin die Pulpa, ein Geflecht von Arterien, Venen und Nervenfasern, das der Ernährung des Zahnes dient.*

2. Hals = Collum
a) Knochen des Halses

Das Knochengerüst des Halses bildet die Halswirbelsäule; sie ist nach vorn leicht konvex, der siebente Halswirbel hat einen verlängerten Dornfortsatz und ist als Vertebra prominens *im Nacken leicht tastbar. Während sonst alle Wirbel nach dem gleichen Prinzip gebaut sind, einen Wirbelkörper und einen Wirbelbogen besitzen und nach abwärts an Masse zunehmen, sind die ersten beiden Halswirbel ganz anders gebaut (Abb. 17 und 18). Der erste Halswirbel, der mit dem Hinterhaupt artikulierende (ein Gelenk bildende) Träger oder Atlas, trägt den Schädel. In dem Gelenk zwischen Atlas und Hinterhaupt findet die Nickbewegung des Kopfes statt, zwischen dem Atlas und dem zweiten Halswirbel, dem Dreher oder* Epistropheus *(eu einsilbig gesprochen) dagegen die Drehbewegung des Kopfes. Während bei den ersten beiden Halswirbeln die Dornfortsätze nur angedeutet sind, nehmen sie vom dritten bis siebenten Halswirbel an Länge zu.*

Abb. 17. Erster Halswirbel (Träger, Atlas) (von oben)

1. *Zahn des zweiten Halswirbels* = Dens epistrophei
2. *Querfortsatz des Atlas* = Processus transversus atlantis
3. *Transversalband des Atlas* = Ligamentum transversum atlantis
4. *Gelenkfläche zum Hinterhaupt* = Facies articularis occipitalis

Abb. 18. Zweiter Halswirbel (Dreher = Epistropheus)
(Seitenansicht)

1. *Zahn des Epistropheus* = Dens epistrophei
2. *Obere Gelenkfläche* = Facies articularis superior
   (zum Atlas)
3. *Querfortsatz* = Processus transversalis
4. *Untere Gelenkfläche* = Facies articularis inferior
   (zum dritten Halswirbel)
5. *Dornfortsatz* = Processus spinosus

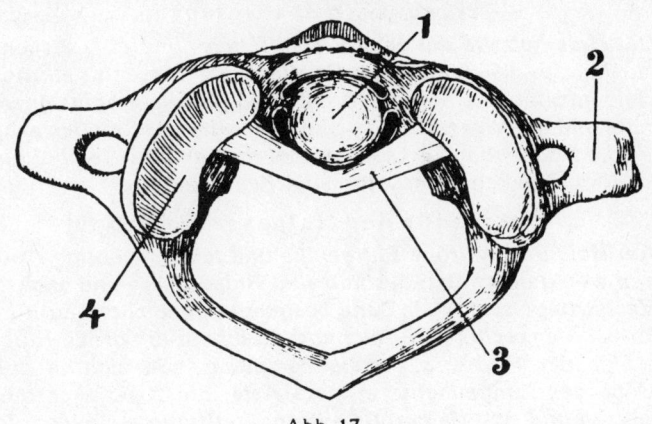

Abb. 17

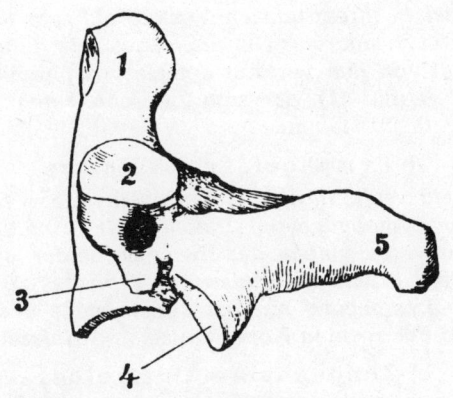

Abb. 18

b) Muskeln des Halses

Der Hals hat wie der Rumpf eine Beuge- und eine Streckmuskulatur. Wichtig ist der Kopfnicker = Musculus sternocleidomastoideus, der an Brust- und Schlüsselbein einerseits und am Warzenfortsatz andererseits ansetzt. Das sehr starke Nackenband = Ligamentum nuchae und die überaus kräftige Nackenmuskulatur sind bemerkenswert.

c) Blutgefäße des Halses *(siehe Abb. 19)*

Am Hals liegen große Blutgefäße und lebenswichtige Nerven wenig geschützt; deshalb sind Halsschüsse und andere Verletzungen am Hals ganz besonders gefährlich. Zu fühlen ist hier rechts und links vom Kehlkopf die große Halsschlagader = Arteria carotis communis, *die sich in der Höhe des Zungenbeins in zwei Äste, die* Arteria carotis interna *und* Arteria carotis externa, *teilt; die erstgenannte versorgt das Schädelinnere, während die* Arteria carotis externa, *wie schon der Name anzeigt, die oberflächlichen Gebiete versorgt. Neben der* Arteria carotis communis *verläuft fast in ihrem ganzen Verlauf bis zum Schlüsselbein der 10. Hirnnerv =* Nervus vagus, *ein Eingeweidenerv. Distal von ihm verläuft der* Nervus phrenicus *(Abbildung 35, 4 und 11), der zum Zwerchfell geht und aus dem Halsgeflecht stammt.*

d) Lymphgefäße des Halses

münden beiderseits in die Schlüsselbeinvene = Vena subclavia; *der Lymphgang der linken Seite =* Ductus thoracicus *nimmt die Lymphe des Bauches, beider Beine, der linken Kopf-, Brust- und Halsseite sowie des Armes auf, der rechte Lymphgang nur die Lymfgefäße des rechten Armes und der rechten Kopf-, Brust- und Halsseite.*

e) Zungenbein = Os hyoides

Etwa parallel zu dem unteren Rande des Unterkiefers liegt das Zungenbein, ein Stützknochen für die Muskulatur des

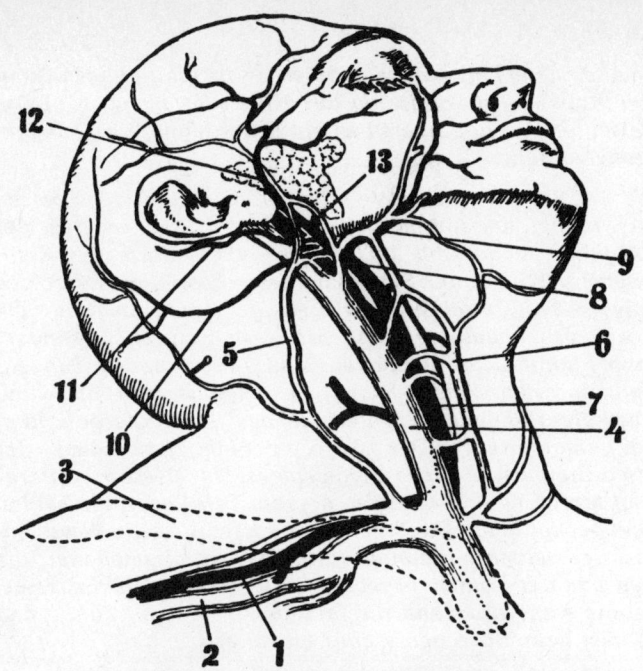

Abb. 19. Blutgefäße des Halses

Blutadern = weiß, Schlagadern = schwarz

1. *Unterschlüsselbeinschlagader* = A. subclavia
2. *Unterschlüsselbeinblutader* = V. subclavia
3. *Schlüsselbein* = Clavicula
4. *Gemeinsame Halsblutader* = V. jugularis communis
5. *Äußere Halsblutader* = V. jugularis externa
6. *Innere Halsblutader* = V. jugularis interna
7. *Gemeinsame Halsschlagader* = A. carotis communis
8. *Äußere Kopfschlagader* = A. carotis externa
9. *Äußere Kieferschlagader* = A. maxillaris externa
10. *Hinterhauptschlagader* = A. occipitalis
11. *Hintere Ohrschlagader* = A. auricularis posterior
12. *Schläfenarterie* = A. temporalis
13. *Innere Kopfschlagader* = A. carotis interna

Mundbodens und des Kehlkopfes. Es ist ein hufeisenförmiger Knochen, die Öffnung des Hufeisens ist nach hinten gerichtet. Auf der Abb. 14 ist ein Durchschnitt des Zungenbeins zu sehen. f) Kehlkopf = Larynx

An der Stelle, wo der Weg der Atemluft und der Speisen sich kreuzt, am Anfang der Luftröhre = Trachea, liegt der Kehlkopf (siehe Abb. 20/21). Die äußere Form des Kehlkopfes bestimmt der Schildknorpel = Cartilago thyreoides (thyreoidea), zwei etwa viereckige Knorpelplatten, die vorn zusammenlaufen und als „Adamsapfel" besonders beim Manne sicht- und tastbar sind. Zwischen dem Zungenbein und dem Schildknorpel bestehen starke Band- und Muskelverbindungen. Unterhalb des Schildknorpels liegt der Ringknorpel = Cartilago cricoides (cricoidea), der etwa die Gestalt eines Siegelringes hat, dessen breiterer Teil hinten liegt. An dessen oberem Teil liegen die beiden Gießbecken- oder Stellknorpel; sie bewirken die Bewegungen der beiden horizontal verlaufenden Stimmbänder, die den Ton der Stimme ergeben. Dieser in der Stimmritze erzeugte Ton wird dann durch Gaumen, Zunge, Zähne und Lippen beim Sprechen weiter moduliert.

Abb. 20. Kehlkopf = Larynx (schematisch)

1. Kehldeckel	= Epiglottis
2. Zungenbein	= Os hyoides (hyoideum)
3. Schildknorpel	= Cartilago thyreoides (thyreoidea)
4. Stimmritze	= Glottis
5. Ringknorpel	= Cartilago cricoides (cricoidea)
6. Luftröhre	= Trachea
7. Gießbeckenknorpel	= Cartilago arytaenoides

Abb. 21. Kehlkopf = Larynx (Rückansicht)

1. Kehldeckel	= Epiglottis
2. Zungenbein	= Os hyoides (hyoideum)
3. Wrisbergscher Knorpel	= Cartilago Wrisbergii
4. Schildknorpel	= Cartilago thyreoides (thyreoidea)
5. Gießbeckenknorpel	= Cartilago arytaenoides (arytaenoidea)
6. Ringknorpel	= Cartilago cricoides (cricoidea)
7. Luftröhre	= Trachea

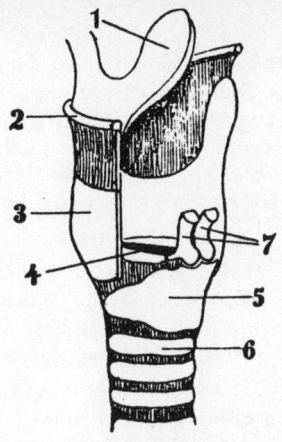

Abb. 20

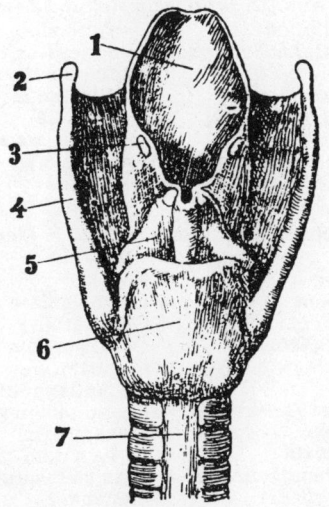

Abb. 21

g) Schilddrüse = Glandula thyreoides

Die Schilddrüse = Glandula thyreoides (thyreoidea) *ist eine Drüse ohne Ausführungsgang, die also lediglich der inneren Sekretion dient. Sie liegt mit zwei stärkeren Lappen dem Schildknorpel auf, beide sind durch einen schwächeren Teil, den sogenannten Isthmus, miteinander verbunden.*

3. Schultergürtel

Der Schultergürtel (siehe Abb. 22) besteht aus dem Schulterblatt = Scapula *und dem Schlüsselbein* = Clavicula; *beide bilden die Gelenkkapsel für den Oberarm, der in allen Richtungen beweglich ist (Kugelgelenk).*

a) Das Schulterblatt

ist ein dem Rücken anliegender, flacher, etwa dreieckiger Knochen, der durch die Schulterblattgräte = Spina sca-

---

Abb. 22. Schultergürtel und Arm

1. Schulterhöhe	=	Acromion
2. Rabenschnabelfortsatz	=	Processus coracoides (coracoideus)
3. Schlüsselbein	=	Clavicula
4. Schulterblatt	=	Scapula
5. Oberarmkopf	=	Caput ossis humeri
6. Oberarmknochen	=	Os humeri
7. Speiche	=	Radius
8. Elle	=	Ulna

Abb. 23. Knochen der Hand = Manus

1. Elle	=	Ulna
2. Speiche	=	Radius
3. Kahnbein	=	Os naviculare (scaphoideum)
4. Mondbein	=	Os lunatum
5. Dreieckbein	=	Os triquetrum
6. Erbsenbein	=	Os pisiforme
7. Großes Vieleckbein	=	Os multangulum majus
8. Kleines Vieleckbein	=	Os multangulum minus
9. Kopfbein	=	Os capitatum
10. Hakenbein	=	Os hamatum
11. Mittelhandknochen	=	Ossa metacarpi
12. Fingerglieder	=	Phalanges
13. Daumen	=	Pollex

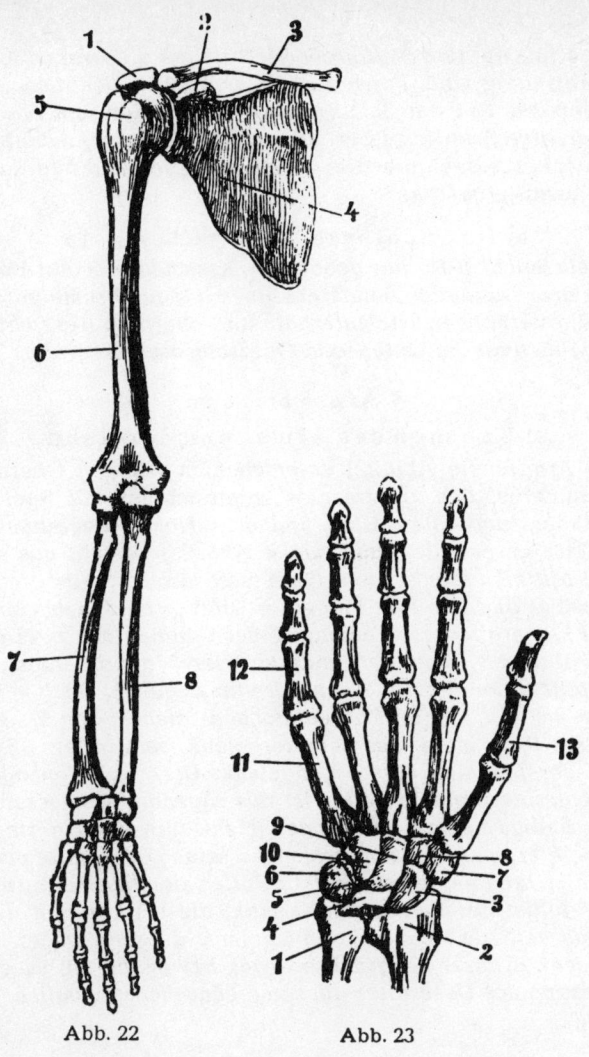

Abb. 22 Abb. 23

pulae *in zwei ungleich große Hälften geteilt wird* = Fossa supraspinata und Fossa infraspinata. *Die Schulterblattgräte endigt in der Schulterhöhe* = Acromion; *am oberen Rande des Schulterblattes springt der Rabenschnabelfortsatz* = Processus coracoides *nach vorn vor und überdacht das Schultergelenk.*

b) Das Schlüsselbein = Clavicula
ist ein leicht S-förmig gebogener Knochen, der einerseits mit dem Acromion, *andererseits mit dem Brustbein gelenkig verbunden ist. Unterhalb und oberhalb des Schlüsselbeins liegt die Unter- und Oberschlüsselbeingrube.*

4. Arm = Brachium

a) Knochen des Armes und der Hand

Am Arm (siehe Abb. 22) unterscheiden wir den Oberarm = Humerus, *den Unterarm* = Antebrachium *mit Speiche* = Radius *und Elle* = Ulna *und acht Handwurzelknochen* = Ossa carpi. *Die Hand (siehe Abb. 23) besteht aus den fünf Mittelhandknochen* = Ossa metacarpica *(früher metacarpalia) und den fünf Fingern* = Digiti, *von denen vier je drei Fingerglieder* = Phalanges, *der Daumen nur zwei hat. Der Daumen kann den anderen vier Fingern entgegengestellt (opponiert) werden (Greifbewegung). Das Os humeri ist ein langer Röhrenknochen (siehe Abb. 5), sein oberes Ende bildet das Schultergelenk, sein unteres Ende mit der Elle das Ellenbogengelenk. Die das Ellenbogengelenk überragende Spitze ist das sogenannte* Olecranon. *Der Radius hat am Ellenbogengelenk nur einen geringen Anteil; er kann sich im übrigen um seine Längsachse etwas drehen. Im Handgelenk sind die Rollen ziemlich vertauscht: hier bildet der Radius das Gelenk; die Ulna nimmt nicht daran teil; da aber am Handgelenk die Elle gegen die Speiche in ihrer Längsachse etwas beweglich ist, ist eine Drehung des Unterarms um seine Längsachse möglich, die*

sogenannte Pronation *(Daumen nach innen)* und die Supination *(Daumen nach außen, Suppenlöffel).* Das Handgelenk bilden drei der acht Handwurzelknochen, nämlich Kahnbein, Mondbein, Dreieckbein.
(Man merke sich: Radius, Kahnbein, Daumen; Elle, Erbsenbein, kleiner Finger.)
Die acht Handwurzelknochen sind:

1. Kahnbein   = Os naviculare (scaphoideum)
2. Mondbein   = Os lunatum
3. Dreieckbein   = Os triquetrum
4. Erbsenbein   = Os pisiforme
5. Großes Vieleckbein   = Os multangulum majus
6. Kleines Vieleckbein   = Os multangulum minus
7. Kopfbein   = Os capitatum
8. Hakenbein   = Os hamatum

(Merkvers: Das Schifflein fährt im Mondenschein dreieckig um das Erbsenbein, vieleckig groß, vieleckig klein, das Köpfchen muß beim Häkchen sein.)
Mit den Handwurzelknochen sind die Mittelhandknochen = Ossa metacarpica (metacarpalia) *gelenkig verbunden. Eine nennenswerte Bewegung findet aber in diesen Gelenken nicht statt. Ausgiebige Beweglichkeit gegen die Mittelhandknochen haben die Finger.*

b) Muskeln des Armes und der Hand
(siehe Abb. 24 und 25)

Jede Bewegung ist die Wirkung einer Muskeltätigkeit. Jeder Muskel hat einen oder mehrere Antagonisten, d. h. Muskeln, die die entgegengesetzte Bewegung ausführen: dem Beuger entspricht immer ein Strecker; wenn eine Muskelgruppe den Arm einwärts rollt, so entspricht dieser Tätigkeit ein oder mehrere Auswärtsroller. Der auch dem Laien bekannte Deltamuskel = Musculus deltoides, *der die Schulterrundung formt, bewirkt die Hebung des Armes. Ebenso bekannt ist der zweiköpfige Oberarmmuskel* =

Musculus biceps, der den Unterarm gegen den Oberarm beugt; sein Antagonist ist an der Hinterseite des Oberarms der Musculus triceps, der am Olecranon ansetzt; er streckt den gebeugten Unterarm. Das Ein- und Auswärtsrollen wird von der Schulterblatt- und Brustmuskulatur besorgt. Am Unterarm sind auf der Seite der Handfläche die Beuger der Hand und der Finger, auf der Handrückenseite des Unterarms die Strecker. Außerdem sind noch Muskeln für die Pronation und Supination vorhanden.

An der Hand sind neben Musculi interossei *(e und i getrennt gesprochen!)* zwischen den Mittelhandknochen, die dem Spreizen der Finger dienen, am wichtigsten die Muskeln des Daumens, besonders der Musculus opponens pollicis für die Bildung der Greifhand. Die Sehnenplatte = Aponeurose der Hohlhand hat klinische Bedeutung.

c) Blutgefäße des Armes *(siehe Abb. 26)*

Die Hauptschlagader heißt, solange sie unter dem Schlüsselbein verläuft, Arteria subclavia, in der Achselhöhle Arteria axillaris, dann Arteria brachialis. Sie gibt zunächst einen Ast zur Versorgung des Schulterblattes ab. In der Ellenbogenbeuge teilt sie sich in einen Ast zur Speiche und zur Elle = Arteria radialis und Arteria ulnaris; sie bilden in der Hohlhand einen Bogen, von dem aus die Äste zu den einzelnen Fingern abgehen. An der Arteria radialis, dicht oberhalb des Handgelenks, fühlt man in der Regel den Puls, der für die Beurteilung der Herzkraft wichtig ist *(bei Verletzung beider Unterarme fühlt man den Puls an der Halsschlagader oder in der Leistenbeuge).* Die Blutadern = Venen verlaufen oberflächlicher, sie sind am Handgelenk, Handrücken usw. zu sehen; außerordentlich häufig bilden sie Verbindungen miteinander (Anastomosen). Klinisch wichtig ist die gut sichtbare Ellenbogenvene = Vena mediana cubiti. *(Blutentnahme!)*

d) Lymphgefäße des Armes

In den Lymphgefäßen, die keine so feste Wandung haben wie die Blutgefäße, sammelt sich der die Körperzellen umspülende Gewebssaft, der auch seinerseits wie das Venenblut Stoffwechsel- und Abbauprodukte enthält; der Milchbrustgang = Ductus thoracicus, in dem sich die Lymphe sammelt, ehe sie in das Blut übergeführt wird, hat mit der Milchdrüse gar nichts zu tun. Weil in den Lymphstrom allerhand Krankheitserreger und sonstige schädliche Stoffe geraten, sind in das Lymphgefäßsystem überall kleine bohnengroße Lymphknoten eingeschaltet, die man fälschlich Lymphdrüsen nennt. In Wirklichkeit sind es keine Drüsen, da sie kein Sekret absondern. Der Ausdruck Lymphknoten ist also vorzuziehen. Sie bilden sozusagen eine Art Gesundheitspolizei. Wenn sie der Menge der ihnen zuströmenden Keime nicht gewachsen sind, erliegen sie und vereitern. Bei Eiterungen der Hand sieht man die Lymphgefäße des Unter- und Oberarms oft bis in die Achselhöhle hinein als rote Streifen; diese Erscheinung ist als beginnende „Blutvergiftung" sogar für den Laien ein alarmierendes Symptom. Bei dieser Gelegenheit sei bemerkt, daß jede Körpergegend ihre „regionären" Lymphdrüsen hat; die des Armes liegen in der Achselhöhle, die des Beines in der Leistenbeuge, die des Gesichtsschädels unterhalb des Unterkiefers, die des behaarten Schädels im Nacken und hinterm Ohr.

e) Nerven des Armes und der Hand

Die drei Nerven, welche Arm und Hand versorgen, stammen aus dem Hals- und Brustgeflecht = Plexus cervicalis und thoracalis. *Während der* Nervus medianus *und der* Nervus ulnaris *im wesentlichen die Beugeseite des Armes versehen, versieht der* Nervus radialis, *der stärkste Nerv des* Plexus brachialis, *die Streckseite.*

Abb. 24. Muskeln des Armes und des Rumpfes (Vorderansicht)

1. Kopfnicker	= Musculus sternocleidomastoideus
2. Deltamuskel	= M. deltoides (deltoideus)
3. Großer Brustmuskel	= M. pectoralis major
4. Zweiköpfiger Armmuskel	= M. biceps
5. Schiefer Bauchmuskel	
6. Beugemuskeln der Hand und der Finger	= M. obliquus abdominis
7. Leistenband	= Ligamentum inguinale
8. Schneidermuskel	= M. sartorius
9. Leistenkanal	= Canalis inguinalis
10. Grader Bauchmuskel	= M. rectus abdominis
11. Kleiner Brustmuskel	= M. pectoralis minor
12. Hauthalsmuskel	= Platysma

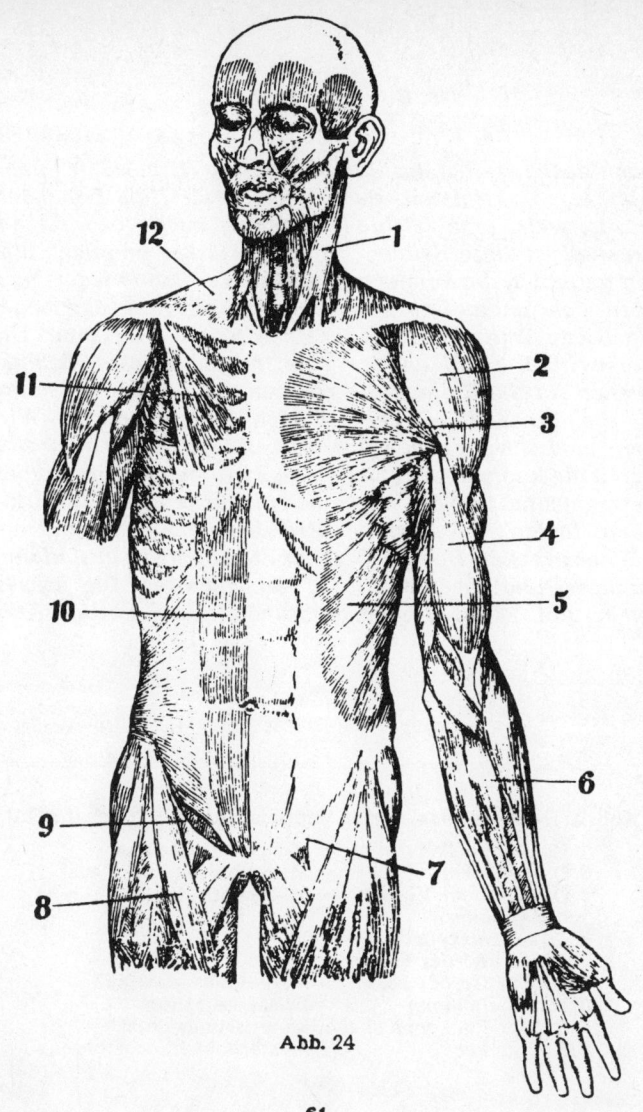

Abb. 24

5. Rumpf = Truncus

a) Knochen des Rumpfes

Das Knochengerüst des Rumpfes ist die Wirbelsäule (siehe Abb. 28); ihr Halsteil, der bereits beim Hals behandelt wurde, weist eine leichte Krümmung nach vorn auf, im Brustteil ist diese Krümmung etwas stärker und nach hinten gerichtet, die Lendenwirbelsäule ist dann wieder nach vorn gekrümmt. Das Kreuzbein, mehrere zusammengewachsene Wirbel, ist wieder nach hinten gekrümmt. Die Brustwirbel, zwölf an der Zahl, haben je zwei Gelenkflächen für die Rippen und nehmen nach unten an Stärke zu; die fünf Lendenwirbel sind noch kräftiger. An den Wirbeln unterscheidet man die Wirbelkörper, die unter sich durch die knorpeligen elastischen Zwischenwirbelscheiben getrennt sind, und die Wirbelbögen, die den Rückenmarkskanal bilden. Die Dornfortsätze dienen dem Ansatz der Rückenstrecker. Die drei bis vier Steißbeinwirbel sind verkümmert und zu einem Stück verschmolzen. Die Rippen (siehe Abb. 28) sind etwa halbrunde, spangenartige Kno-

---

Abb. 25. Muskeln des Armes und des Rumpfes (Rückansicht)

1. *Kappenmuskel* = Musculus trapezius
2. *Deltamuskel* = M. deltoides (deltoideus)
3. *Dreiköpfiger Vorderarmstrecker* = M. triceps
4. *Streckmuskeln der Hand und der Finger*
5. *Großer Gesäßmuskel* = M. glutaeus maximus
6. *Darmbeinkamm* = Crista ossis ilium
7. *Breiter Rückenmuskel* = M. latissimus dorsi
8. *Kopfnicker* = M. sternocleidomastoideus

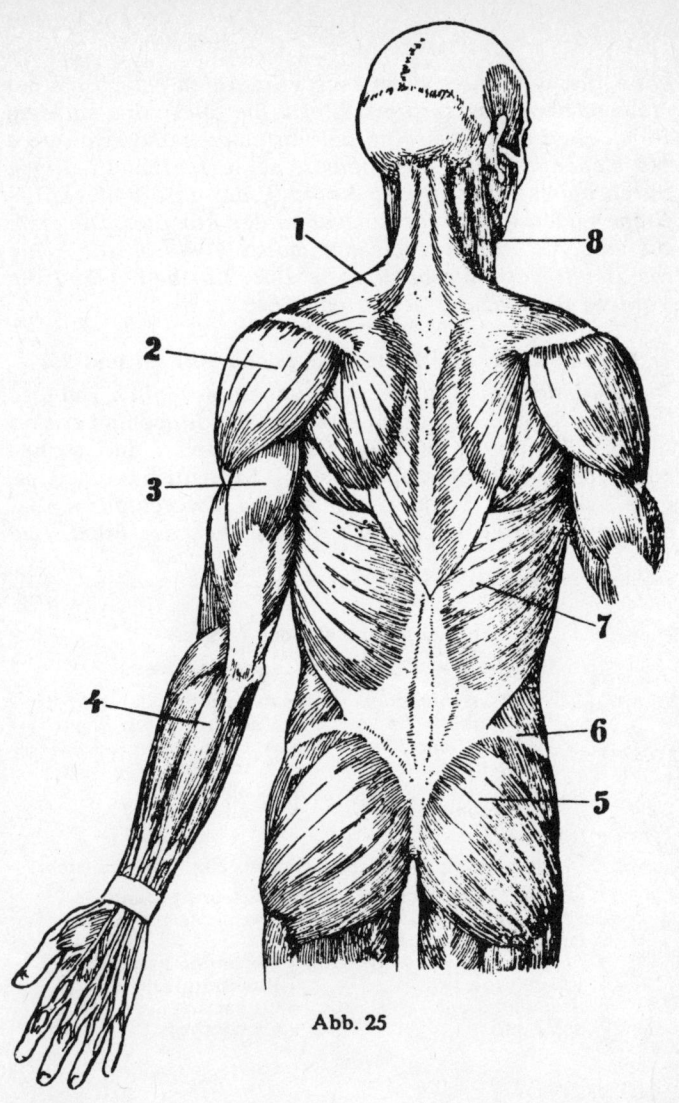

Abb. 25

chen, die von hinten oben nach vorn unten gehen und bei Hebung den Brustkorb erweitern. Sie sind vorn mit dem Brustbein durch einen Knorpel verbunden, und zwar erste bis siebente Rippe unmittelbar, achte bis zehnte Rippe durch einen gemeinsamen Knorpel, die elfte und zwölfte Rippe enden frei in der Rückwand des Rumpfes. Die erste bis siebente Rippe bezeichnet man als wahre, die achte bis zwölfte als falsche Rippen. Das Brustbein bildet die vordere Begrenzung des Brustkorbes.

b) **Muskeln des Rumpfes** *(siehe Abb. 24 und 25)*
Die Wirbelsäule ist in vier Richtungen beweglich, hat also in jedem Sinne Beuger und Strecker. Die Rippenheber sind für die Einatmung wichtig; in demselben Sinne wirken auch die Zwischenrippenmuskeln = Musculi intercostales. *Eine besondere Stellung nimmt das Zwerchfell* = Diaphragma *ein, ein kuppelförmiger Muskel, der Brust- und*

Abb. 26. Blutgefäße des Armes

(Blutadern = weiß, Schlagadern = schwarz)

1. *Armschlagader* = Arteria brachialis
2. *Armblutader* = Vena brachialis
3. *Speichenschlagader* = A. radialis
4. *Speichenblutader* = V. radialis
5. *Ellenschlagader* = A. ulnaris
6. *Ellenblutader* = V. ulnaris

Abb. 27. Wirbelsäule = Columna vertebralis (Seitenansicht)

1. *Letzter (7.) Halswirbel* = Vertebra prominens
2. *Erster der 12 Brustwirbel* = Vertebrae thoracales
3. *Letzter Brustwirbel* =
4. *Erster der 5 Lendenwirbel* = Vertebrae lumbales
5. *Vorgebirge* = Promunturium
6. *Kreuzbein* = Os sacrum
7. *Steißbein* = Os coccygis

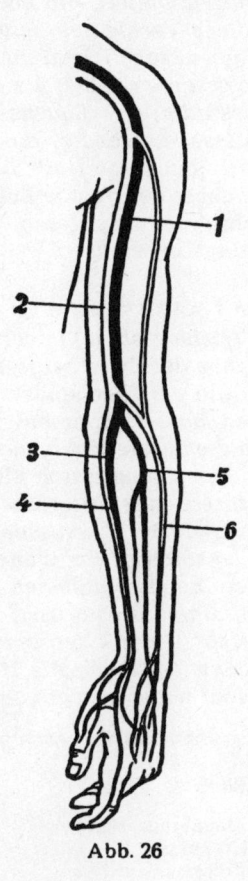
Abb. 26

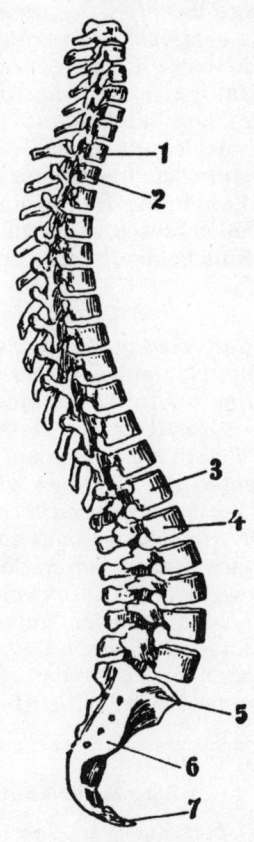
Abb. 27

Bauchhöhle voneinander trennt. Bei Zusammenziehung dieses Muskels wird die Brusthöhle erweitert, die Bauchhöhle entsprechend verkleinert; diese Verkleinerung wird durch Vorwölbung der Bauchdecken ausgeglichen: für die Atemtätigkeit der Lunge ist, wie wir später sehen werden, beides von Wichtigkeit. Die Muskulatur des Bauches ist zur Verkleinerung des Bauchraumes notwendig, die sogenannte Bauchpresse für die Austreibung von Harn, Stuhl und Frucht. Die Hauptrolle spielt dabei der gerade Bauchmuskel = Musculus rectus abdominis, *der am unteren Ende des Brustbeins und an der Schamfuge ansetzt.*

c) Blutgefäße des Rumpfes

Die Blutversorgung des Rumpfes (siehe Abb. 40) in seinem Brustteil ist im wesentlichen Aufgabe der Zwischenrippenarterien = Arteriae intercostales; *die entsprechenden Venen* = Venae intercostales *führen das verbrauchte Blut zum Teil in die obere, zum Teil in die untere Hohlvene. Im Bauchteil des Rumpfes wird die Bauchwand durch einige den Zwischenrippenarterien entsprechende Arterien versorgt, die aber weniger zahlreich sind. Die ihnen entsprechenden Venen führen das Blut der unteren Hohlvene zu. Der vorderen Thoraxwand liegen beim weiblichen Geschlecht die beiden halbkugelförmigen Brustdrüsen auf. Sie sind lediglich ein Organ der Haut, das mit den inneren Organen in gar keinem Zusammenhang steht. Als Hautorgan ist die Brustdrüse bei der Haut näher beschrieben.*

Abb. 28. Knöcherner Brustkorb = Thorax

1. *Handgriff des Brustbeins* = Manubrium sterni
2. *Brustbeinkörper* = Corpus sterni
3. *Schwertfortsatz* = Processus ensiformis
4. *Wahre Rippen (1—7)* = Costae verae
5. *Falsch Rippen (8—12)* = Costae falsae

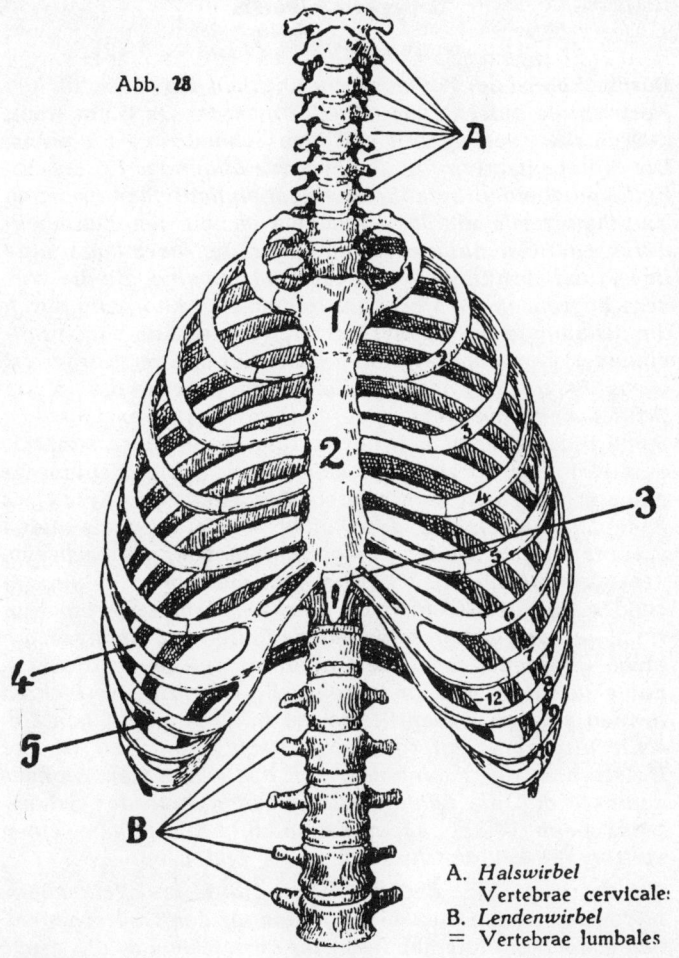

Abb. 28

A. *Halswirbel*
  Vertebrae cervicales
B. *Lendenwirbel*
 = Vertebrae lumbales

6. Becken = Pelvis

a) Knöchernes Becken *(siehe Abb. 29)*

Das Becken ist der kompakteste Knochen des menschlichen Körpers; es besteht aus dem Darmbein = Os ilium (ilei), *dem Sitzbein* = Os ischii *und dem Schambein* = Os pubis. *Die hintere Begrenzung des Beckens bildet das Kreuzbein, fünf Kreuzbeinwirbel, die zu einem einheitlichen Knochen verschmolzen sind. Das Kreuzbein ist mit dem Darmbein durch eine Gelenkfuge verbunden, in der aber kaum eine Bewegung stattfindet. Die beiden Schambeine, die die vordere Begrenzung des Beckens bilden, sind knorpelig durch die Schamfuge* = Symphyse, Symphysis ossium pubis) *miteinander verbunden. Für die Orientierung am Körper ist besonders wichtig der Darmbeinkamm* = Crista ossis ilium *(früher ilei) und der vordere obere Darmbeinstachel* = Spina ilica superior anterior *(früher Spina iliaca superior anterior). Von ihr zieht das Leistenband* = Ligamentum inguinale (Pouparti) *zum oberen Rand der Symphyse. Das Ende der Wirbelsäule, das Steißbein* = Os coccygis *bilden drei bis vier mehr oder weniger miteinander verwachsene, verknöcherte Endwirbel. Von dem am meisten vorspringenden Teil des Kreuzbeins, dem sogenannten* Promuntorium, *verläuft eine geschwungene Linie zur Symphyse, die* Linea terminalis seu *(oder)* arcuata, *welche die Beckenhöhle in ein kleines und großes Becken teilt. Im kleinen Becken sind im wesentlichen die inneren weiblichen Geschlechtsorgane untergebracht. Recht auffallend ist der Unterschied des männlichen und des weiblichen Beckens dadurch, daß die beiden aufsteigenden Äste des Schambeins beim Weibe einen stumpfen, beim Manne einen spitzen Winkel, den* Angulus pubis, *bilden.*

Die drei Teile des Beckens, Darm-, Sitz- und Schambein, bilden zusammen die Gelenkpfanne für den Oberschenkel, das sogenannte Acetabulum; *da dieses Gelenk die große*

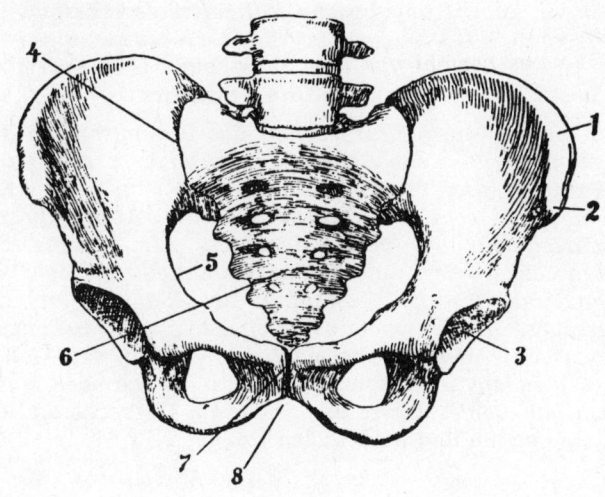

Abb. 29. Beckenknochen = Pelvis

1. *Darmbeinkamm* = Crista ossis ilium
2. *Vorderer oberer Darmbeinstachel* = Spina superior anterior ossis (ilium)
3. *Gelenkpfanne für den Oberschenkel* = Acetabulum
4. *Darmbein-Kreuzbeinfuge* = Articulatio sacro-ilica
5. *Bogenförmige Linie* = Linea arcuata
6. *Kreuzbein* = Os sacrum
7. *Schambeinfuge* = Symphysis ossium pubis
8. *Schambeinwinkel* = Angulus pubis

Last des Oberkörpers zu tragen hat, ist es von hoher Wichtigkeit. Bei mangelhafter Ausbildung der Gelenkpfanne sehen wir oft die angeborene Hüftgelenkverrenkung.

b) Muskeln des Beckens

Über eigene Muskulatur verfügt das Becken nur in den Muskeln des Beckenbodens und des Dammes. Als Damm = Perineum oder Perinaeum bezeichnet man beim weiblichen Geschlecht die Gegend von der After- bis zur Geschlechtsöffnung, beim Mann bis zum Ansatz des Hodensackes = Scrotum. Im übrigen dient es mehr als Ansatzpunkt für die Muskulatur des Rumpfes und des Oberschenkels. Am wichtigsten sind hier zwei zusammen als Musculus ileopsoas bezeichnete Muskeln, deren einer an der Lendenwirbelsäule, der andere am Darmbeinkamm entspringt. Beide setzen zusammen am Oberschenkel an, den sie beugen und nach außen rollen.

c) Blut- und Lymphgefäße des Beckens
(siehe Abb. 40)

Etwa in der Höhe des dritten bis vierten Lendenwirbels gabelt sich die große Bauchaorta; jeder Ast verläuft dann als Arteria ilica communis bis zur Höhe des Promuntoriums und gabelt sich dort in die eigentliche Beckenarterie = Arteria hypogastrica und die Arteria femoralis, die zum Leistenband verläuft und da den Beckenraum verläßt. In umgekehrter Richtung nehmen die Venen den gleichen Verlauf sie sammeln sich in der Höhe der Gabelung der Bauchaorta zur unteren Hohlvene = Vena cava inferior.
Die Lymphgefäße des Beckens folgen im wesentlichen den Blutgefäßen; die Lymphknoten der Leistenbeuge sind der Untetsuchung ohne weiteres zugänglich.

d) Nerven des Beckens

Eine gewisse klinische Wichtigkeit hat der aus dem Lendengeflecht = Plexus lumbalis *stammende Schenkelnerv* = Nervus femoralis seu cruralis *und der auf der Rückseite verlaufende, aus dem Kreuzbeingeflecht* = Plexus sacralis *stammende* Nervus ischiadicus *(s und ch sind getrennt zu sprechen).*

7. Bein

a) Oberschenkel = Femur

1. Oberschenkelknochen = Os femoris

(siehe Abb. 30)

Der Oberschenkelknochen ähnelt im großen und ganzen dem Oberarmknochen, nur ist bei ihm die Halsbildung zwischen dem Schaft und dem Gelenkkopf mehr ausgesprochen. Diese schwache Stelle, der Oberschenkelhals, ist oft, besonders im Alter, der Sitz von Oberschenkelbrüchen, die oft nicht ungefährlich sind. Unterhalb des Oberschenkelkopfes liegen die beiden Rollhügel = Trochanter major *und* minor; *der größere von beiden ist an der Hüfte gut zu fühlen. Während der Oberschenkel im Hüftgelenk, dem größten Gelenk des menschlichen Körpers, nur eine, in diesem Fall kugelige, Gelenkfläche bildet, sind im Kniegelenk, einem Scharniergelenk, zwei voneinander getrennte Gelenkflächen vorhanden, die mit dem Schienbein* = Tibia *artikulieren. Zwischen beide Knochen ist eine knorpelige Gelenkscheibe, der sogenannte* Meniscus, *eingeschaltet. Nach außen ist das Kniegelenk geschützt durch die Kniescheibe* = Patella, *einen rundlichen flachen Knochen, der in die Sehne des großen Oberschenkelstreckers* = Musculus quadriceps *eingeschaltet ist.*

2. Muskeln des Oberschenkels

(siehe Abb. 32 und 33)

Dominierend sind auch hier Beuger und Strecker. Unter den Beugern ist wegen seiner Rolle bei den Erkrankungen der Wirbelsäule wichtig der Musculus ileopsoas, der, wie schon erwähnt, eigentlich aus zwei Muskeln zusammengesetzt ist. Ein großer Teil der Muskeln des Oberschenkels dient der Bewegung des Unterschenkels, so der oben erwähnte Musculus quadriceps. Die Muskeln an der Hinterseite des Oberschenkels dienen neben der Streckung des Rumpfes im Hüftgelenk hauptsächlich der Beugung des Unterschenkels. Die starke Gesäßmuskulatur dient dem Aufrichten des Körpers aus gebeugter Haltung oder Streckung des Oberschenkels im Liegen.

Abb. 30. Oberschenkelknochen = **Femur**

1. *Oberschenkelkopf* = **Caput femoris**
2. *Oberschenkelhals* = **Collum femoris**
3. *Kleiner Rollhügel* = **Trochanter minus**
4. *Oberschenkelschaft* = **Corpus femoris**
5. *Innerer Kniehöcker* = **Epicondylus internus**
6. *Großer Rollhügel* = **Trochanter major**
7. *Äußerer Kniehöcker* = **Epicondylus externus**

Abb. 31. Knochen des Unterschenkels = **Crus**

1. *Kniegelenk* = **Articulatio genu**
2. *Schienbein* = **Tibia**
3. *Innerer Knöchel* = **Malleolus internus**
4. *Äußerer Knöchel* = **Malleolus externus**
5. *Wadenbein* = **Fibula**
6. *Schienbein-Wadenbeingelenk* = **Articulatio tibio-fibularis**
7. *Köpfchen des Wadenbeins* = **Caput fibulae**

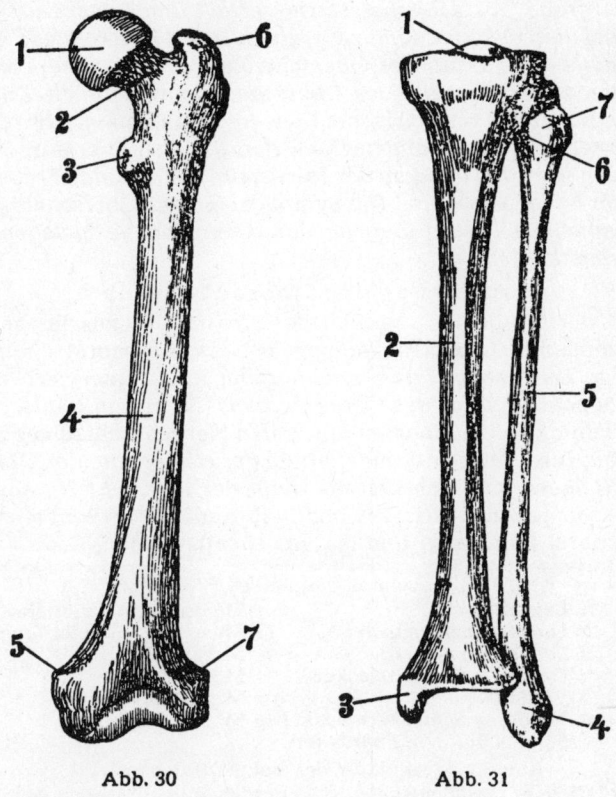

Abb. 30   Abb. 31

3. Blut- und Lymphgefäße des Oberschenkels
(siehe Abb. 40)

Die große Oberschenkelarterie verläßt unter dem Leistenband den Beckenraum, gibt einen Ast für die tiefer gelegene Muskulatur des Oberschenkels ab und wendet sich dann zur Hinterseite des Oberschenkels, wo sie als Kniekehlenarterie = Arteria poplitea in Erscheinung tritt. Die Venen zeigen im allgemeinen den gleichen Verlauf. Klinisch wichtig ist die an der Innenseite verlaufende Frauenader = Vena saphena. Die Lymphgefäße des Oberschenkels sammeln sich in den in der Leistenbeuge gelegenen Lymphknoten.

4. Nerven des Oberschenkels

An der Vorderseite verläßt der aus dem Plexus lumbalis stammende Oberschenkelnerv = Nervus femoralis unter dem Leistenband den Beckenraum und innerviert die Streckmuskulatur des Oberschenkels. Er tritt an klinischer Wichtigkeit vollkommen hinter den Nervus ischiadicus zurück. Dieser verläuft ungeteilt an der Hinterseite des Oberschenkels, teilt sich erst oberhalb der Kniekehle in einen Nervus popliteus externus und internus, die später Nervus fibularis (peroneus) und Nervus tibialis heißen.

Abb. 32. Muskulatur des Beines (Vorderansicht)
1. Leistenband = Ligamentum inguinale
2. Langer Anziehmuskel = Musculus adductor longus
3. Schneidermuskel = M. sartorius
4. Großer Schenkelstrecker = M. quadriceps
5. Wadenmuskel = M. gastrocnemius
6 Vorderer Schienbeinmuskel = M. tibialis anterior
7 Sehnen auf dem Fußrücken

Abb. 33. Muskulatur des Beines (Rückansicht)
1. Großer Gesäßmuskel = Musculus glutaeus maximus
2. Zweiköpfiger Oberschenkel- = M. biceps femoris
muskel
3. Wadenmuskel = M. gastrocnemius
4. Achillessehne = Tendo Achillea
5. Sehnen des Fußrückens

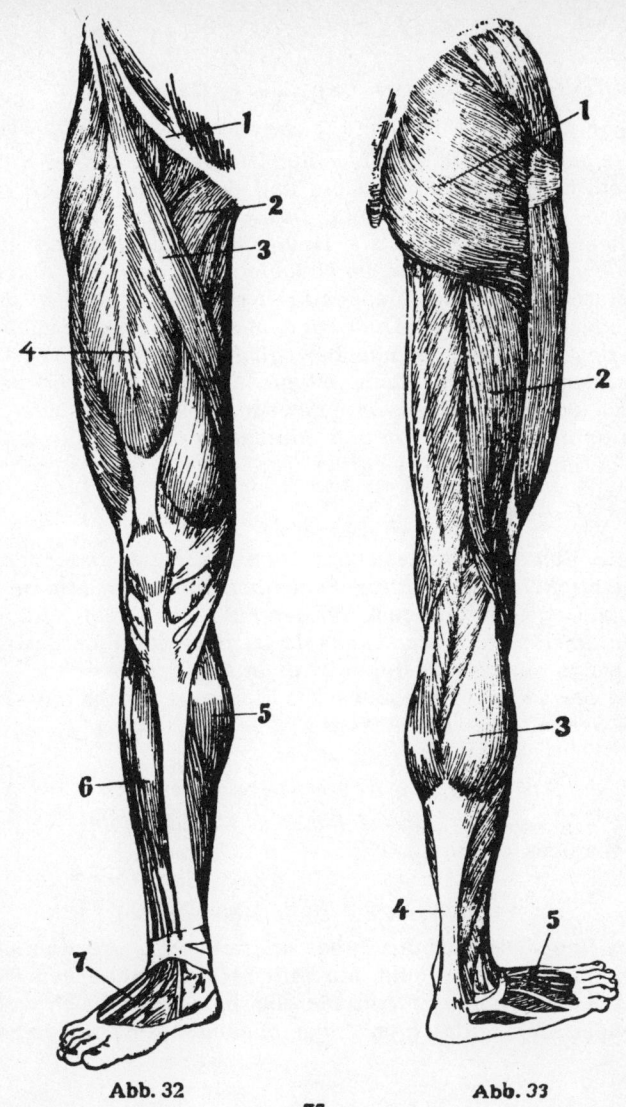

Abb. 32   Abb. 33

b) Unterschenkel = Crus

1. Knochen des Unterschenkels *(siehe Abb. 31)*

Wie den Unterarm, so bilden den Unterschenkel zwei Knochen, das Schienbein = Tibia und das bedeutend schwächere Wadenbein = Fibula. Das Gelenk mit dem Oberschenkel bildet allein die Tibia; das Wadenbein hat am Kniegelenk gar keinen, am Fußgelenk nur geringen Anteil. Unterhalb des Kniegelenkes fühlt man das Köpfchen des Wadenbeins; es bildet hier mit dem Schienbein ein Gelenk, in dem aber nur geringe Beweglichkeit möglich ist. Am distalen Ende der Fibula ist die Bewegungsmöglichkeit noch geringer; eine gewisse Bewegung des Unterschenkels im Sinne der Pronation und Supination des Unterarms ist in geringem Umfang möglich.

2. Muskeln des Unterschenkels

Unter den Muskeln des Unterschenkels ist von besonderer Wichtigkeit der Vordere Schienbeinmuskel = Musculus tibialis anterior (anticus), der den Fußrücken hebt. Auf der Hinterseite des Unterschenkels ist der Musculus gastrocnemius der wichtigste; er läuft in die Achillessehne aus und bewirkt als Antagonist des Musculus tibialis anterior die Senkung des Fußrückens.

3. Nerven des Unterschenkels

Die Nerven des Unterschenkels wurden beim Nervus ischiadicus erwähnt.

c) Fuß = Pes *(siehe Abb. 34 a—c)*

Das Knochengerüst des Fußes zeigt eine gewisse Ähnlichkeit mit dem der Hand, nur fällt beim menschlichen Fuß die Greifbewegung fort; außerdem hat der Fuß sich weitgehend dem aufrechten Gang angepaßt. Das Fußgelenk *bildet das Sprungbein = Talus; von den übrigen Fußwurzelknochen, im ganzen sieben, ist der größte das Fersenbein = Calcaneus, es folgt auf der Seite des Schienbeins das Kahnbein = Os naviculare (merke: Schienbein, Schifflein!), es folgen dann nach dem Mittelfuß zu die drei Keilbeine = Ossa cuneiformia. (Merkvers für die Fußwurzelknochen: Es springt der Kalk ins Schiff hinein, das Schifflein fährt ums Würfelbein, ganz ohne Eile, es folgen drei Keile.) An die Fußwurzelknochen schließen sich fünf Mittelfußknochen = Ossa metatarsea (früher metatarsalia) an, an diese die Zehen, von denen vier drei Phalangen, die große Zehe deren nur zwei hat. Beim normalen Fuß bewirkt das Fußgewölbe, daß nur der Außenrand beim Gehen und Stehen den Boden berührt. Läßt die Wölbung des Fußes nach, z. B. bei Berufen, die viel stehen müssen (Schwestern, Kellnern, Friseuren usw.), so entsteht der erworbene Plattfuß, der unter Umständen erhebliche Schmerzen bereitet.*

Abb. 34 a—c. Knochen des Fußes = Pes

a) von der Innenseite

1. *Fersenbein*	= Calcaneus
2. *Sprungbein*	= Talus
3. *Kahnbein*	= Os naviculare (scaphoideum)
4. *Inneres Keilbein*	= Os cuneiforme internum
5. *Mittelfußknochen*	= Ossa metatarsea (metatarsalia)
6. *Zehenglieder*	= Phalanges

b) von unten

1. *Fersenbein*	= Calcaneus
2. *Vorderteil des Fersenbeins*	= Pars anterior calcanei
3. *Sprungbein*	= Talus
4. *Kahnbein*	= Os naviculare (scaphoideum)
5. *Würfelbein*	= Os cuboides (cuboideum)
6. *Drei Keilbeine*	= Ossa cuneiformia (internum, medium, externum)

c) von oben

1. und 2. *Fersenbein*	= Calcaneus
3. *Sprungbein*	= Talus
4. *Kahnbein*	= Os naviculare (scaphoideum)
5. *Würfelbein*	= Os cuboides (cuboideum)
6. *Drei Keilbeine*	= Ossa cuneiformia (internum, medium, externum)

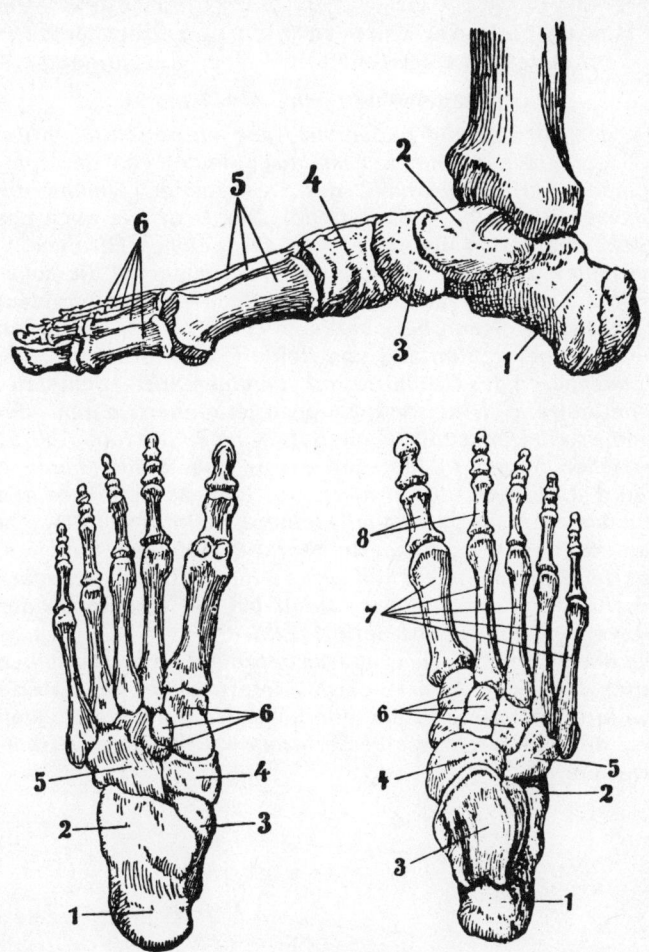

Abb. 34

II. Anatomie der Körperhöhlen und Eingeweide
einschließlich ihrer Gefäß- und Nervenversorgung

1. Schädelhöhle *(siehe Abb. 7 bis 9)*

Die den Hirnschädel bildenden Knochen umschließen die Schädelhöhle. Ihr Inneres ist ausgekleidet von der spiegelnden harten Hirnhaut, der Dura mater, *welche die venösen Blutleiter =* Sinus *bildet. Das Hirn wie auch das Rückenmark sind überdeckt von der weichen Hirnhaut =* Pia mater, *zwischen ihr und der* Dura mater *ist die sogenannte Spinnwebenhaut, die* Arachnoides (Arachnoidea) *ausgespannt. Schon bei oberflächlicher Betrachtung fallen die stark gefurchten und von tiefen Rinnen durchzogenen Hemisphären des Großhirns auf, die einen Stirn-, Schläfen-, Scheitel- und Hinterhauptslappen erkennen lassen. Besonders eindrucksvoll ist die Sylvische Spalte (auf Abb. 53 zwischen 5 und 6), die den Stirn- vom Schläfenlappen trennt. Unterhalb des Hinterhauptslappens unterscheiden wir das an Masse sehr viel kleinere Kleinhirn, unter ihm das sogenannte verlängerte Mark =* Medulla oblongata, *das den Beginn des Rückenmarkes darstellt. Eine genauere Beschreibung des Gehirns erfolgt bei der „Anatomie des Nervensystems" (siehe Seite 117 ff.).*

Die Blutversorgung des Gehirns geschieht im wesentlichen durch Äste der Arteria carotis interna, *nur die* Arteria basilaris cerebri *entsteht durch Vereinigung der beiden von den Unterschlüsselbeinarterien kommenden Wirbelarterien.*

2. Brusthöhle = Cavum thoracis *(siehe Abb. 35)*

a) Speiseröhre = Oesophagus

Die Rachenhöhle geht ohne scharfe Grenze in die Speiseröhre = Oesophagus über. Die vor der Halswirbelsäule herabziehende Speiseröhre ist ein etwa 30 cm langes schlauchartiges Organ, das den verschluckten Bissen dem Magen zuführt. Der Bissen wird durch eine Zusammenziehung der Muskeln der Speiseröhre, die oberhalb desselben beginnt und sich nach unten fortpflanzt, in den Magen befördert. Wir nennen diese Zusammenziehung der glatten Muskulatur, die sich an röhrenförmigen Organen wellenartig fortpflanzt und den Inhalt dadurch weiterbewegt, Peristaltik. Der Oesophagus bildet die engste Stelle des Verdauungskanals. Er zeigt im Inneren eine Epithelschicht, die Schleimhaut = Mucosa; es folgt daran anschließend zunächst eine ringförmige, dann eine längsverlaufende Schicht glatter Muskulatur, ihr liegt eine bindegewebige Schicht auf. Die Speiseröhre verläßt durch eine dorsal gelegene Öffnung des Zwerchfells den Brustraum und mündet in den dicht unter der Zwerchfellkuppel liegenden Magen.

b) Bronchialbaum = Bronchi und Luftröhre = Trachea

Die Luftröhre = Trachea (siehe Abb. 36) tritt unterhalb des Adamsapfels durch die obere Thoraxöffnung in die Brusthöhle ein und verzweigt sich etwa in Höhe des vierten Brustwirbels in die beiden Hauptbronchien (Luftröhrenäste), die sich dann nach Art eines Baumes weiter aufreisern (siehe Abb. 36). Ihr Ende sind die feinsten Lungenbläschen oder Lungenalveolen = Alveoli. Das verbrauchte (venöse) Blut kommt vom Herzen, kommt in den Lungenalveolen mit dem Sauerstoff der Luft in Berührung, nimmt ihn auf und strömt als aufgefrischtes (arterielles) Blut dem Herzen wieder zu, das dann durch den großen Kreislauf dieses arterielle Blut dem ganzen Körper zuführt. Die Lungenalveolen, die der Mensch in geradezu unvorstellbarer Menge besitzt (etwa 200 Millionen), stellen eine ganz außerordentliche Oberflächenvergrößerung dar, an der das verbrauchte (sauerstoffarme und mit Kohlensäure überladene) Blut mit dem Sauerstoff der Luft in Berührung tritt; man hat ausgerechnet, daß die Gesamtoberfläche etwa 150 qm beträgt.

Abb. 35. Eingeweide des Brustkorbes = Intestina thoracis
(Herzbeutel entfernt, Lungen zur Seite gezogen)

1. *Obere Hohlvene* = Vena cava superior
2. *Rechte namenlose Blutader* = V. anonyma dextra
3. *Linke namenlose Blutader* = V. anonyma sinistra
4. *Rechter Zwerchfellnerv* = Nervus phrenicus dexter
5. *Große Körperschlagader* = Aorta
6. *Lungenarterie* = Arteria pulmonalis
7. *Rechte Lunge* = Pulmo dexter
8. *Linke Lunge* = Pulmo sinister
9. *Leber* = Hepar
10. *Zwerchfell* = Diaphragma
11. *Linker Zwerchfellnerv* = Nervus phrenicus sinister
12. *Linke Lungenvene* = Vena pulmonalis sinistra
13. *Schilddrüsenvenen* = Venae thyreoideae
14. *Rechter Vorhof* = Atrium dextrum

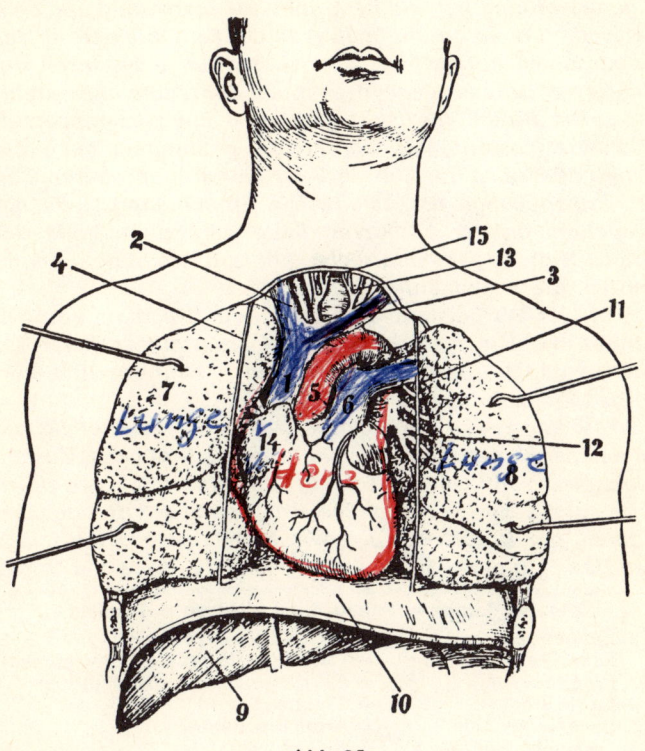

Abb. 35

c) Lunge = Pulmo *(siehe Abb. 36)*

Die Lunge selbst ist ein elastisches Organ, das keinerlei Eigenbewegung hat; sie liegt aber der Brustwand und dem Zwerchfell dicht an und muß jede Größenveränderung des Brustraumes mitmachen. Die rechte Lunge hat drei, die linke zwei Lappen. Der Mittellappen der rechten Seite fehlt links. Die Brusthöhle ist ausgekleidet mit dem Rippenfell = Pleura costalis, die als Pleura pulmonalis auch die Lunge überzieht. In Abb. 36, 7 ist sie an dem oberen Teil der linken Lunge dargestellt. Die Einmündungsstelle der Bronchien an der konkaven Seite der Lunge heißt der Hilus. Hier liegen zahlreiche klinisch wichtige Lymphknoten, die sogenannten Hilusdrüsen.

Der an der Wirbelsäule und unter dem Brustbein von den Lungen nicht ausgefüllte Teil des Brustraumes heißt der hintere und vordere Mittelfellraum = Hinteres und vorderes Mediastinum.

Das Zwerchfell *scheidet die Brusthöhle von der Bauchhöhle. Es ist ein Kuppelmuskel, der sich bei der Zusammenziehung abflacht und damit den Brustraum erweitert; eine solche Erweiterung des Brustraumes tritt auch bei Hebung der Rippen ein. Da, wie bereits gesagt, die Lunge den Bewegungen von Zwerchfell und Thoraxwand folgen*

Abb. 36. Lunge = Pulmo mit Luftröhre = Trachea

1. *Zungenbein* = Os hyoides (hyoideum)
2. *Schildknorpel* = Cartilago thyreoides (thyreoidea)
3. *Ringknorpel* = Cartilago cricoides (cricoidea)
4. *Luftröhre* = Trachea
5. *Rechter Bronchus* = Bronchus dexter
6. *Linker Bronchus* = Bronchus sinister
7. *Lungenfell (Rippenfellüberzug der Lunge)* = Pleura pulmonalis
8. *Oberlappen der linken Lunge* = Lobus superior pulmonis sinistri
9. *Unterlappen der linken Lunge* = Lobus inferior pulmonis sinistri
10. *Rechte Lunge (im Durchschnitt)*

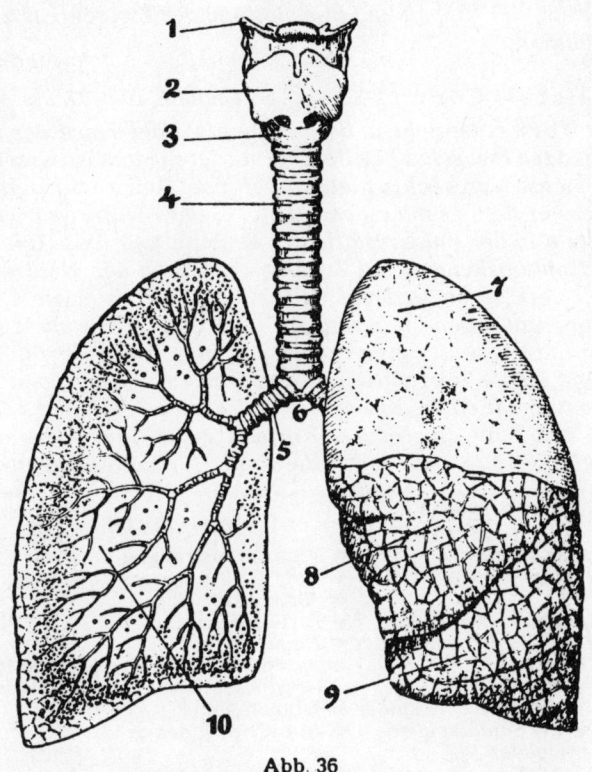

Abb. 36

muß, so tritt jede solche Bewegung als Einatmung in Erscheinung; andrerseits bedeutet jede Verkleinerung durch Senkung der Rippen und Erschlaffung des Zwerchfells eine Ausatmung.

d) Herz = Cor und Kreislauf *(siehe Abb. 37 bis 40)*

Das Herz entspricht in der Größe etwa der Faust des betreffenden Menschen; es liegt im vorderen Mediastinum mit der Achse von rechts hinten oben nach links vorn unten, und zwar liegt es mit einem Drittel in der rechten, mit zwei Dritteln in der linken Hälfte des Brustraumes. Das Herz ist ein Hohlmuskel, der bei Zusammenziehung den Hohlraum stark verkleinert und mit Hilfe eines komplizierten Klappenapparates den Blutstrom nur nach einer Richtung leitet. Man unterscheidet eine rechte und eine linke Herzhälfte. Da die rechte Herzhälfte nur den Lungenkreislauf, den sogenannten kleinen Kreislauf, zu versehen hat, die linke aber den ungleich größeren Körperkreislauf, den sogenannten großen Kreislauf, so ist die linke Herzhälfte bedeutend

Abb. 37. Herz = Cor (äußere Ansicht)

1. *Linke Kammer* = Ventriculus sinister
2. *Rechte Kammer* = Ventriculus dexter
3. *Linke Vorkammer* = Atrium sinistrum
4. *Rechte Vorkammer* = Atrium dextrum
5. *Große Körperschlagader* = Aorta
6. *Linke Kranzgefäße* = Arteria und Vena coronaria sinistra
7. *Rechte Kranzgefäße* = Arteria und Vena coronaria dextra
8. *Ungenannte Schlagader* = A. anonyma
9. *Rechte Schlüsselbeinschlagader* = A. subclavia dextra
10. *Rechte Kopfschlagader* = A. carotis dextra
11. *Linke Kopfschlagader* = A. carotis sinistra
12. *Linke Schlüsselbeinschlagader* = A. subclavia sinistra
13. *Lungenschlagader* = A. pulmonalis
14. *Linke Lungenvene* = V. pulmonalis sinistra
15. *Obere Hohlvene* = V. cava superior

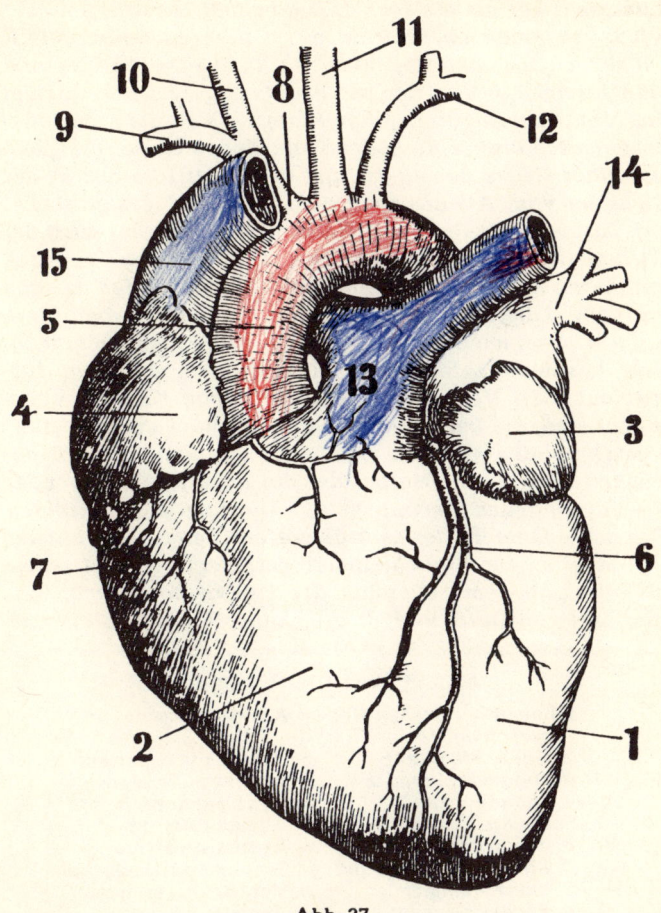

Abb. 37

muskelstärker als die rechte. Die beiden Herzhälften sind wieder in einen oberen und einen unteren Raum geteilt (siehe Schema Abb. 39), eine Vorkammer = Atrium *und eine* Kammer = Ventriculus. *Rechts ist zwischen* Atrium *und* Ventrikel *die dreizipflige Klappe* = Valvula tricuspidalis *eingeschaltet, eine sogenannte Segelklappe, die nach Art einer Reuse gebaut ist und den Blutstrom nur in der Richtung vom* Atrium *nach dem* Ventrikel *gestattet. Bei der Zusammenziehung des Herzens (der* Systole*) wird der* Atriuminhalt *des rechten Herzens in den rechten* Ventrikel*, der Inhalt des rechten* Ventrikels *in die zu den Lungen führende Lungenarterie* = Arteria pulmonalis *befördert. Ein Rückströmen des Blutes ist in beiden Fällen nicht möglich, da sowohl beim Eintritt in das* Atrium *wie beim Austritt aus dem* Ventrikel *halbmondförmige Klappen angebracht sind, die bei einem eventuellen Rückströmen einen Verschluß des Gefäßes bewirken würden. Ein solches Rückströmen kann also bei der auf die* Systole *folgenden Erweiterung des Herzmuskels* = Diastole *nicht erfolgen. Das in die Lungenarterie ausgeworfene venöse Blut kommt, wie bereits beim Bronchialbaum dargelegt, in den Lungenalveolen mit dem Sauerstoff der Luft in Berührung, wird hier „arterialisiert" und als arterielles Blut durch die Lun-*

Abb. 38. Herz (Durchschnitt)

1. *Bogen der großen Körperschlagader* = **Arcus aortae**
2. *Obere Hohlvene* = **Vena cava superior**
3. *Lungenschlagader* = **Arteria pulmonalis**
4. *Lungenvene* = **Vena pulmonalis**
5. *Rechte Vorkammer* = **Atrium dextrum**
6. *Linke Vorkammer* = **Atrium sinistrum**
7. *Kammerscheidewand* = **Septum ventriculorum**
8. *Linke Kammer* = **Ventriculus sinister**
9. *Rechte Kammer* = **Ventriculus dexter**
10. *Dreizipfelklappe* = **Valvula tricuspidalis**
11. *Zweizipfelklappe* = **Valvula mitralis**

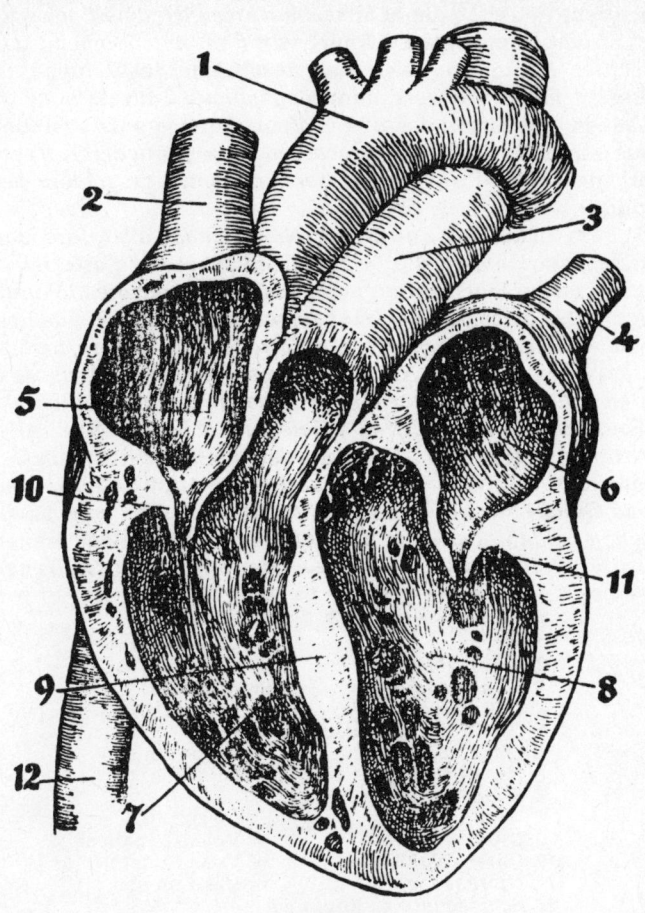

Abb. 38

genvene = Vena pulmonalis *dem Herzen wieder zugeführt;
es strömt in das linke* Atrium, *von hier, entsprechend der
rechten Herzhälfte, wiederum durch eine Segelklappe, in
diesem Fall die zweizipflige sogenannte Mitralklappe =*
Valvula mitralis *in den linken* Ventrikel *und wird von hier
aus durch die große Körperschlagader =* Aorta *den Körperorganen zugeführt, worauf der Kreislauf von neuem beginnt.*
Arterien und Venen. *Der Name hängt also durchaus
nicht davon ab, ob die betreffenden Blutgefäße arterielles
oder venöses Blut führen; maßgebend dafür ist die Richtung
des Blutstromes: die vom Herzen wegführenden Gefäße heißen Arterien, die zum Herzen führenden Blutadern heißen
Venen. So führt die* Arteria pulmonalis *venöses Blut, desgleichen die Nabelarterien, wohingegen die* Vena pulmonalis *arterielles Blut führt, desgleichen die* Vena umbilicalis.
Arterien und Venen ist gemeinsam eine Innenhaut, ein Gefäßendothel, und eine Außenhaut = Adventitia, *die Nerven
und Gefäße zur Ernährung besitzt. Die Arterien haben zwischen beiden noch eine Muskelschicht, die bei den Venen
fast vollkommen fehlt. Als Besonderheit tragen die Venen*

Abb. 39. Schema des Kreislaufs*)

1. *Pfortader* = Vena portae
2. *Leberarterie* = Arteria hepatica
3. *Nierenarterie* = A. renalis
4. *Gekröseschlagader* = A. mesenterica
5. *Große Körperschlagader* = Aorta
6. *Linke Lunge* = Pulmo sinister
7. *Rechte Lunge* = Pulmo dexter
8. *Blutadern von Kopf und Arm*
9. *Lebervenen* = Venae hepaticae
10. *Untere Hohlvene* = Vena cava inférior
11. *Nierenvene* = Vena renalis
12. *Schlagadern zu Kopf und Arm*

*) *Siehe auch Abb. 40 (Gefäßsystem des Menschen).*

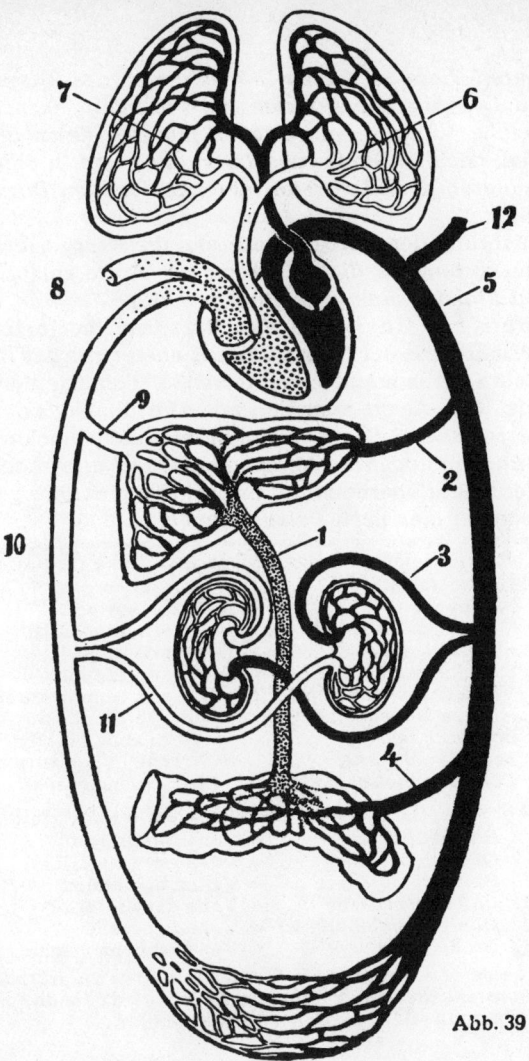

Abb. 39

91

im Inneren Klappen, die ein Rückströmen des Blutes verhindern. Die zwischen Arterien und Venen eingeschalteten Haargefäße = Kapillaren bestehen nur aus einem dünnen Endothel, das den Stoffwechselprodukten und in den Lungenkapillaren dem Sauerstoff der Luft leichten Durchtritt gestattet.

Die Ernährung des Herzens besorgen die Kranzarterien = Arteriae coronariae, die am Ansatz der Aorta entspringen. Sie sind klinisch außerordentlich wichtig.

Herzbeutel = Perikard. Das Herz liegt im Herzbeutel, dem Perikard, das der Pleura costalis entspricht, das innere, der Pleura pulmonalis entsprechende, dem Herzen aufliegende Blatt nennt man Epikard. Die Innenauskleidung des Herzmuskels, also der Herzhöhle, das Endokard, ist gegen Entzündungen hochempfindlich, fast alle sogenannten „Herzfehler" beruhen auf Endokardschrumpfungen des Klappenapparates nach Entzündungen.

Abb. 40 a. Gefäßsystem des Menschen (linke Hälfte) *)

1. Halsschlagader	= Arteria carotis
2. Aortenbogen	= Arcus aortae
3. Oberarmschlagader	= Arteria brachialis
4. Ellenschlagader	= Arteria ulnaris
5. Speichenschlagader	= Arteria radialis
6. Vordere Schienbeinarterie	= Arteria tibialis anterior
7. Hintere Schienbeinarterie	= Arteria tibialis posterior
14. Bauchschlagader	= Aorta abdominalis
15. Beckenschlagader	= Arteria hypogastrica
16. Oberschenkelschlagader	= Arteria femoralis

Zu Abb. 40 b. Gefäßsystem des Menschen (rechte Hälfte) *)

8. Halsblutader	= Vena jugularis
9. Obere Hohlvene	= Vena cava superior
10. Oberarmblutadern	= Venae brachiales
11. Untere Hohlvene	= Vena cava inferior
12. Oberschenkelblutader	= Vena femoralis
13. Große Rosenvene	= Vena saphena magna

*) Zur besseren Übersicht sind auf der rechten Körperhälfte des nebenstehenden Bildes nur die Schlagadern und auf der linken nur die Blutadern eingezeichnet.

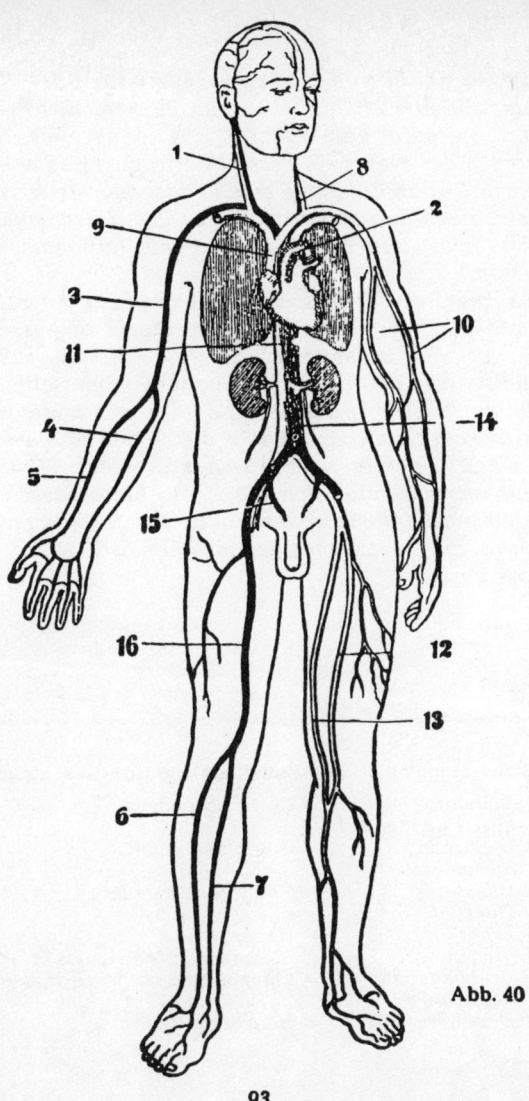

Abb. 40

Nervensystem des Herzens. Die Arbeit des Herzens ist dem Willen nicht unterworfen. Es wird nicht wie die übrigen Muskeln vom Gehirn aus „innerviert". Allerdings geht der Nervus vagus (10. Hirnnerv) zum Herzen, aber seine Tätigkeit ist nur eine hemmende, steuernde, der Antrieb zu den Zusammenziehungen des Herzmuskels geht von ihm selbst aus. Er hat sein eigenes (autonomes) Nervensystem.

Aorta. Die große Brustaorta steigt zunächst aufwärts, bildet dann einen großen Bogen, den Aortenbogen = **Arcus aortae**, aus ihm entspringen die linke Arteria subclavia und die Arteria carotis communis der linken Seite; rechts sind beide Arterien zunächst in der Arteria anonyma vereinigt, später teilen sie sich in die rechte Schlüsselbeinarterie und die Arteria carotis dextra. Nach Bildung des Aortenbogens wendet sich die Aorta hinter dem rechten Bronchus nach abwärts; innerhalb des Brustraumes gibt sie nur an die Zwischenrippenmuskeln Äste ab = **Arteriae intercostales**.

Abb. 41. Eingeweide der Bauchhöhle = Intestina abdominis

1. *Dickdarm, aufsteigender Teil* = Colon ascendens
2. *Dickdarm, absteigender Teil* = Colon descendens
3. *Dickdarm, Querteil* = Colon transversum
4. *Leber* = Hepar
5. *Magen* = Stomachus, Ventriculus
6. *Aufhängeband der Leber* = Ligamentum suspensorium hepatis
7. *Dünndarm* = Intestinum tenue

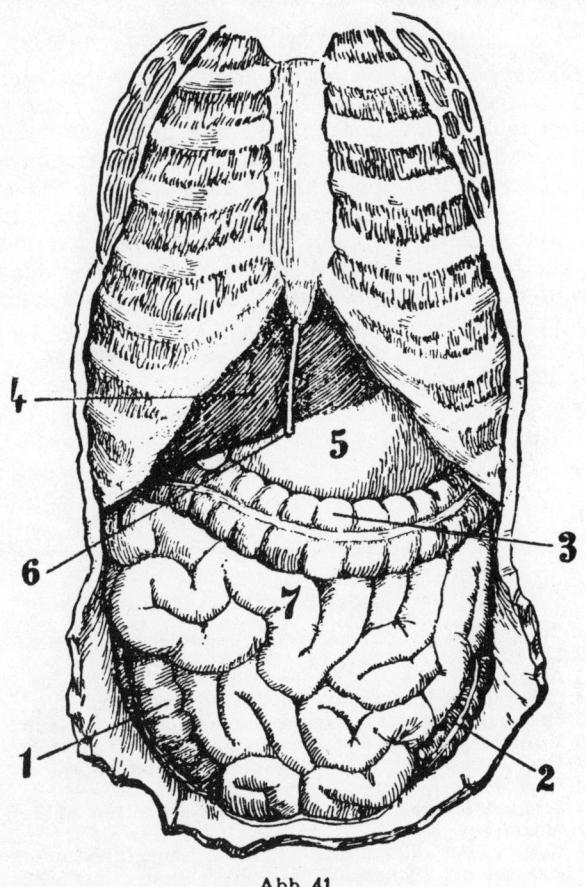

Abb. 41

3. Bauchhöhle und ihre Eingeweide *(siehe Abb. 41)*

a) Bauchfell = Peritonaeum *(siehe Abb. 42)*

Die Bauchhöhle, die von der Brusthöhle durch das Zwerchfell geschieden ist, enthält im wesentlichen die der Verdauung dienenden Organe. Sie ist in ihrer ganzen Ausdehnung vom Bauchfell = Peritonaeum ausgekleidet, das noch in die Beckenhöhle übergeht und deren Organe teilweise bedeckt. Sein Verlauf ist aus der Abbildung 42 ersichtlich. Beim Manne deckt es in der Beckenhöhle nur den oberen Teil der Harnblase, beim Weibe noch die Kuppe der Gebärmutter. Der Mastdarm liegt außerhalb des Peritonaeums, im Bauchraum liegen außerhalb des Peritonaeums (extraperitonaeal) die Nieren und Harnleiter, die Bauchspeicheldrüse und ein Teil des Zwölffingerdarms.

Abb. 42. Verlauf des Bauchfells = Peritonaeum

1. *Zwerchfell* = Diaphragma
2. *Leber* = Hepar
3. *Magen* = Stomachus, Ventriculus
4. *Querteil des Dickdarms* = Colon transversum
5. *Hinteres Blatt des Netzes* = Lamina posterior omenti
6. *Vorderes Blatt des Netzes* = Lamina anterior omenti
7. *Dünndarm* = Intestinum tenue
8. *Harnblase* = Vesica urinaria
9. *Schambeinfuge* = Symphysis ossium pubis
10. *Mastdarm* = Rectum
11. *Gekröse des Dünndarms* = Mesenterium intestini tenuis
12. *Gekröse des Dickdarms* = Mesenterium intestini crassi
13. *Zwölffingerdarm* = Duodenum
14. *Bauchspeicheldrüse* = Pancreas
15. *Netztasche* = Bursa omentalis

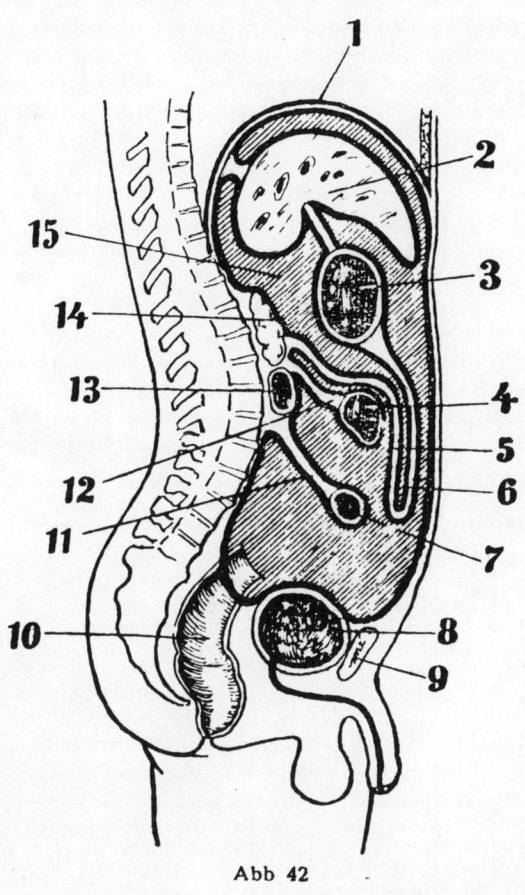

Abb 42

b) Magen = Stomachus, Ventriculus *(siehe Abb. 43)*
Der engste Teil des Magendarmkanals, die Speiseröhre, geht unmittelbar unter dem Zwerchfell in den weitesten, den Magen, über. Der Magen ist ein 1,5 bis 2 Liter fassender dünnhäutiger Sack, der an seinem Eingang einen ringförmigen Muskel = Cardia*), *und an seinem Ausgang nach dem Zwölffingerdarm einen ebensolchen, den* Pylorus, *aufweist. Die von der* Cardia *zum* Pylorus *ziehende kleinere Krümmung heißt die kleine* Curvatur, *die größere die große* Curvatur *(siehe Abb. 43, 5), der Teil zwischen der* Cardia *und der großen* Curvatur *der Fundus. Der Magen liegt mit seinem Hauptteil in der linken Körperhälfte. Der anatomische Bau des Magens ist im Prinzip der gleiche wie der des ganzen Magendarmkanals: auf die Schleimhautschicht folgt eine im wesentlichen zirkulär und längsgerichtete Schicht glatter Muskulatur, dann Bindegewebe und als Abschluß das Bauchfell, die* Serosa. *Die Schleimhaut des*

Abb. 43. Magen = Stomachus, Ventriculus (Durchschnitt)

1. *Magenmund* = Cardia
2. *Kleine Magenkrümmung* = Curvatura minor
3. *Zwölffingerdarm* = Duodenum
4. *Pförtner* = Pylorus
5. *Große Krümmung des Magens* = Curvatura major
6. *Magengrund* = Fundus ventriculi

Abb 44. Übergang vom Dünn- in den Dickdarm
Bauhinsche Klappe = Valvula Bauhini

1. *Blinddarm* = Coecum
2. *Wurmfortsatz* = Processus vermiformis
3. *Dünndarm* = Intestinum tenue
4. *Bauhinsche Klappe* = Valvula Bauhini
5. *Aufsteigender Teil des Dickdarms* = Colon ascendens

Aussprache philologisch richtig, aber kaum gebraucht: Cardia.

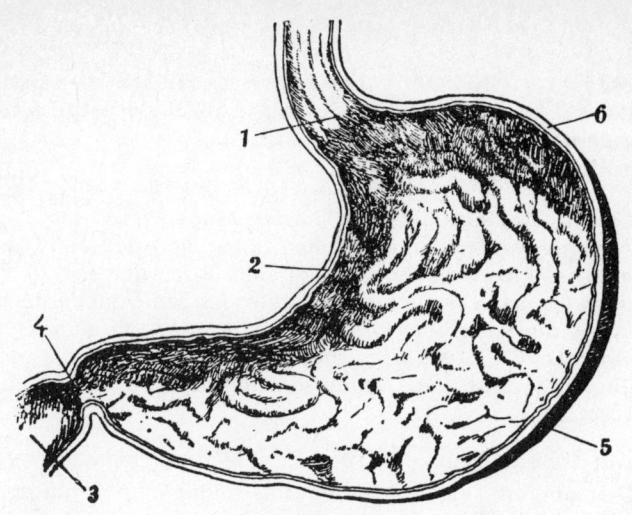

Abb. 43

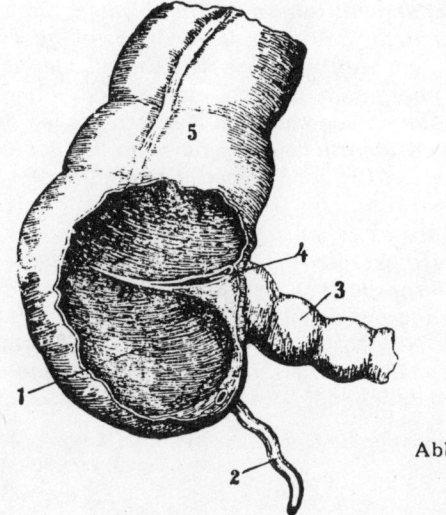

Abb. 44

Magens hat Zylinderepithel mit vielen Drüsen, die Schleim, das Labferment und freie Salzsäure abscheiden, die zusammen den Magensaft bilden.

c) Zwölffingerdarm = Duodenum

Unmittelbar anschließend an den Magen liegt der Zwölffingerdarm, der seinen Namen daher hat, daß er etwa so lang ist wie zwölf Finger breit sind. Er ist der oberste Teil des im ganzen sechs bis acht Meter langen Dünndarms und bildet ein nach links offenes Hufeisen. In ihn münden gemeinsam die Ausführungsgänge der Leber = Ductus choledochus*) und der Bauchspeicheldrüse = Ductus pancreaticus.

d) Dünndarm = Jejunum + Ileum (siehe Abb. 44)

Den oberen Teil des Dünndarms nennt man Jejunum; er geht ohne scharfe Grenze in das Ileum über. Die Bauart ist etwa die gleiche wie die der anderen Darmteile: auf die Darmschleimhaut folgt eine ringförmige, dann eine Längsmuskelschicht, auf sie eine bindegewebige Lage, schließlich das Bauchfell = Serosa. Die Darmschleimhaut ist reich an Lymphorganen Zotten und Falten. Einige Millionen Zotten und die sogenannten Kerckringschen Falten stellen eine außerordentliche Vergrößerung der Schleimhautoberfläche dar. Die Lymph- und Drüsenorgane, Brunnersche und Lieberkühnsche Drüsen, nehmen nach dem Dickdarm zu an Zahl ab, ebenso wird der Umfang des Dünndarms etwas geringer. Bei der erwähnten überaus starken Oberflächenvergrößerung der Schleimhaut ist eine intensive Ausnutzung des Speisebreis möglich. Die vom Körper benötigten Nährstoffe werden durch die Pfortader = Vena portae der Leber zugeführt. Der ganze Dünndarm ist durch ein Aufhängeband, das sogenannte Gekröse = Mesen-

---

*) Aussprache: philologisch richtig, aber kaum gebraucht: choledochus

terium *mit der hinteren Bauchwand verbunden. Dieses Gekröse stellt eine Duplikatur (Verdoppelung) des Bauchfells dar, und zwar seines Eingeweideblattes, des visceralen Blattes. In diesem Gekröse verlaufen die Arterien, die der Ernährung und der Drüsentätigkeit des Darmes dienen; in umgekehrter Richtung verlaufen die Venen, die aber in diesem Falle nicht nur das verbrauchte Blut abführen, sondern auch die im Darm aufgenommenen Nährstoffe der Leber zuführen, indem sie sich zur Pfortader sammeln. Die vom Darm abführenden Lymphgefäße, die sogenannten Chylusgefäße, stehen zu dem Fettstoffwechsel in besonderer Beziehung. Die Leberarterien und Lebervenen dienen nur der Ernährung und Drüsentätigkeit des Organs.*
In der Mitte zwischen Nabel und Spina anterior superior am Mac Burneyschen Punkt mündet der Dünndarm in den aufsteigenden Teil des Dickdarms, in den sogenannten Blinddarm = Coecum *in der Blinddarmklappe =* Valvula coli (Bauhini) *(siehe Abb. 44).*

e) Dickdarm = Colon

Der eben genannte aufsteigende Teil des Dickdarms mit dem Blinddarm = Coecum *hat etwa proximal von seinem tiefsten Punkte den Wurmfortsatz =* Processus vermiformis. *In seiner Bauart unterscheidet sich der Dickdarm sehr wesentlich vom Dünndarm: sein Durchmesser ist 5—8 cm, er zeigt tiefe Einziehungen und Ausbuchtungen =* Haustren *sowie drei längsverlaufende Muskelbänder =* Tänien*), *die Schleimhaut hat keine Zotten und Falten wie der Dünndarm, sondern nur noch Lieberkühnsche Drüsen und Lymphorgane. Er ist etwa einen Meter lang und verläuft erst aufwärts =* Colon ascendens *bis zur Leberbiegung =* Flexura hepatica; *daran schließt sich, horizontal verlaufend, der Querteil des Dickdarms =* Colon transversum, *der bis zur Milzbiegung =* Flexura lienalis *reicht. Von da an steigt er*

*) i und e getrennt, wie: Linie.

wieder abwärts = Colon descendens; *nach Bildung der S-förmigen Krümmung* = Flexura sigmoides *(früher sigmoidea) endet er in dem Mastdarm* = Rectum, *der besonders reich ist an Muskulatur und einen ringförmigen Schließmuskel* = Sphincter ani *besitzt. Vom gesamten Dickdarm hat nur der Querteil, das* Colon transversum, *ein Mesenterium; sowohl* Colon ascendens *wie* Colon descendens *sind mit der hinteren Bauchwand verlötet. Der letzte Teil des Dickdarms, der Mastdarm, liegt extraperitoneal.*

f) Leber = Hepar *(siehe Abb. 45 und 46)*

Die Leber ist die größte Drüse des Körpers, sie wiegt etwa 1,5 kg. Ihre Hauptmasse, der rechte Leberlappen, liegt in der rechten Bauchseite, mit seiner konvexen Seite der Zwerchfellwölbung angeschmiegt; an der konkaven Seite, dem Leberhilus, liegt die Gallenblase = Vesica fellea, *der Gallengang* = Ductus choledochus *und die Einmündungsstelle der Pfortader. Der linke Leberlappen ist bedeutend kleiner und überragt die Mittellinie des Körpers nur wenig.*

Abb. 45. Leber = Hepar (Vorderansicht)

1. *Rechter Leberlappen* = Lobus dexter hepatis
2. *Linker Leberlappen* = Lobus sinister hepatis
3. *Untere Hohlvene* = Vena cava inferior
4. *Rundes Leberband* = Ligamentum teres hepatis
5. *Gallenblase* = Vesica fellea

Abb. 46. Leber = Hepar (Ansicht von unten)

1. *Rechter Leberlappen* = Lobus dexter hepatis
2. *Linker Leberlappen* = Lobus sinister hepatis
3. *Gallengang* = Ductus choledochus
4. *Gallenblase* = Vesica fellea
5. *Rundes Leberband* = Ligamentum teres hepatis
6. *Untere Hohlvene* = Vena cava inferior
7. *Pfortader* = Vena portae
8. *Leberarterie* = Arteria hepatica

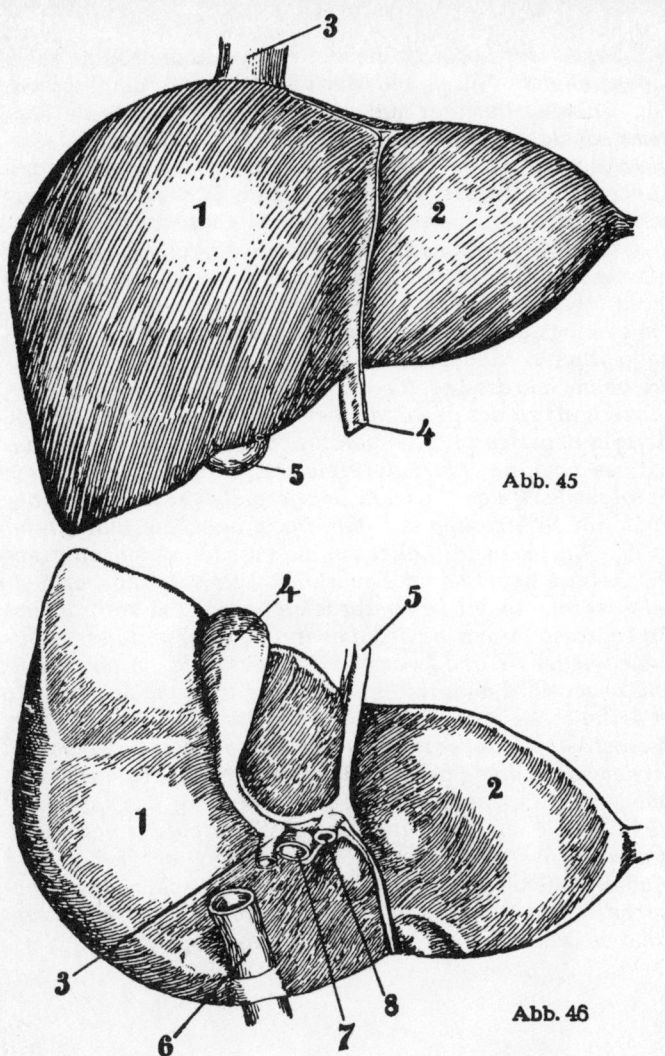

Abb. 45

Abb. 46

Das Sekret der Leber ist die Galle, eine dunkelgrüne, zähe, fadenziehende Flüssigkeit, der wichtigste Verdauungssaft. Die Drüsenzellen der mikroskopisch kleinen Leberläppchen scheiden die Galle ab, die feinsten Gallengänge sammeln sich zu immer größeren Kanälen, die schließlich den Lebergang = Ductus hepaticus *bilden. Die Gallenblase ist seitlich an den Lebergang durch den Gallenblasengang* = Ductus cysticus *angeschaltet, sie ist lediglich ein Reservoir für die von der Leber abgesonderte Galle, sie ist durchaus nicht lebenswichtig. Von der Abzweigungsstelle des* Ductus cysticus *an heißt der zum Duodenum ziehende Gallengang* Ductus choledochus. *Die Blutversorgung der Leber, die beim Gekröse bereits gestreift wurde, ist insofern kompliziert, als zu der gewöhnlichen Blutversorgung durch die* Arteria hepatica *und die abführenden Venen* = Venae hepaticae *noch der Pfortaderkreislauf hinzukommt, mit dem es folgende Bewandtnis hat: Das gesamte verbrauchte, aber auch mit Nährstoffen aus dem Darm beladene Blut strömt in der Pfortader der Leber zu; sie mündet gleichzeitig mit der* Arteria hepatica *am Leberhilus. Die Nahrungsbestandteile werden in der Leber zurückgehalten, das verbrauchte Blut strömt in den beiden Lebervenen der unteren Hohlvene wieder zu, und zwar von der Rückseite der Leber aus. Die Leber wird dadurch in ihrer Lage festgehalten, daß sie außerhalb des Bauchfells mit ihrem hinteren Teil mit dem Zwerchfell verbunden ist; unter den fixierenden Bändern ist das durch eine Falte des Bauchfells gebildete Aufhängeband* = Ligamentum suspensorium hepatis, *das ihre konvexe Fläche mit der Unterseite des Zwerchfells verbindet, das wirksamste. Die von der Unterseite der Leber zum Nabel ziehende Nabelvene* = Vena umbilicalis *des ungeborenen Kindes verödet nach der Geburt und wird zum runden Leberband* = Ligamentum teres hepatis.

g) Bauchspeicheldrüse = Pancreas

Hinter dem Magen liegt die außerordentlich wichtige Bauchspeicheldrüse = Pancreas, ein kleines drüsiges Organ, das nur 70 bis 80 Gramm wiegt. Sein Kopf = Caput pancreatis liegt in der Gegend des Zwölffingerdarmes, das linke Ende = Cauda pancreatis liegt der linken Nebenniere auf und reicht bis an die Milz. Ihr Sekret fließt an der gleichen Stelle wie die Galle in den Zwölffingerdarm. Ebenso wichtig wie das äußere Drüsensekret ist das von ihr produzierte Drüsenhormon, das Produkt der Langerhansschen Inseln (daher Insulin), das im Zuckerstoffwechsel eine hervorragende Rolle spielt. Das Pancreas liegt außerhalb des Bauchfells.

h) Milz = Splen, Lien*)

In der Höhe der zehnten Rippe liegt, mit ihrer konvexen Seite der Unterseite des Zwerchfells zugekehrt, die Milz = Splen. Sie steht mit den Verdauungsorganen in keiner Verbindung, ist vielmehr lediglich als lymphatisches Organ in den Kreislauf eingeschaltet. Sie ist von einer starken bindegewebigen Kapsel umgeben, auf der noch ein Bauchfellüberzug ruht. Die weiche innere Marksubstanz, die Pulpa der Milz, kann Blut aufspeichern und bei Bedarf an die Blutbahn abgeben. Ihre reichliche Gefäßversorgung weist auf die wichtige Funktion der Milz hin, sie produziert Lymphozyten und baut die verbrauchten Erythrozyten, deren Lebensdauer nur etwa vier Wochen beträgt, ab.

i) Niere = Ren *(siehe Abb. 47)*

Im Bauchraum liegen neben den Organen der Verdauung Teile des Urogenitalsystems, die Nieren = Renes und die Harnleiter = Ureteri. Die Nieren sind etwa 12 cm lang; sie liegen rechts und links von der Wirbelsäule, die linke in

---

*) *Aussprache: i und e getrennt.*

der Höhe des elften Brustwirbels bis dritten Lendenwirbels, die rechte etwas tiefer. Sie liegen extraperitoneal und sind mit der hinteren Bauchwand leicht verwachsen; eigentliche Haltebänder haben sie nicht; eine reichliche Umgebung von Fett sowie das Bauchfell, das die Vorderseite überzieht, hat eine gewisse fixierende Wirkung (Abb. 47). Auf dem frontalen Durchschnitt unterscheidet man eine Rinden- und Marksubstanz sowie das Nierenbecken. Auf der konkaven Seite der Niere = Hilus treten die Nierenarterien in das Organ ein, reisern sich bis zu sehr feinen Haargefäßen auf und geben Abfallstoffe, die auf den Körper giftig wirken würden, ab. Diese werden, mit Wasser verdünnt, durch die Nierenpyramiden der Marksubstanz in das Nierenbecken abgeschieden, gelangen durch die ebenfalls extraperitoneal gelegenen Ureteren in die Harnblase = Vesica urinaria und werden durch die Harnröhre = Urethra nach außen befördert. Die Nierenvenen enthalten dementsprechend Blut, das von den Abfallstoffen (Harnsäure, Salzen usw.) befreit, aber kohlensäureüberladen, also verbraucht ist.

k) Blutgefäße der Bauchhöhle (siehe Abb. 40 a/b)
Nach ihrem Eintritt in die Bauchhöhle gibt die große Körperschlagader = Aorta an die eben beschriebenen Organe Äste ab. Unmittelbar nach ihrem Durchtritt durch das Zwerchfell die Arteria coeliaca, die ihrerseits einen rechten und einen linken Ast zur Ernährung des Zwerchfells abgibt; dann teilt sie sich in die Arteria hepatica, die ihrerseits wieder Magen und Pankreaskopf versorgt, und die Arteria splenica, die zur Milz geht, aber vorher noch Äste ans Pankreas sendet. Dicht unterhalb der Arteria coeliaca entspringt die obere Gekröseschlagader = Arteria mesenterica superior, die untere = Arteria mesenterica inferior etwa in Höhe des unteren Nierenpoles. In der Höhe des Nierenhilus entspringt aus der Aorta paarig die Nieren

arterie = Arteria renalis. *In der gleichen Richtung verlaufen die Nierenvenen* = Venae renales *zur unteren Hohlvene.*

l) **Nervenversorgung der Brust- und Bauchhöhle**
In der Nervenversorgung der Brust- und Bauchhöhle nimmt der Zwerchfellnerv = Nervus phrenicus *(siehe Abb. 35, 4 und 11) eine Sonderstellung ein. Er entspringt aus dem Halsplexus und hat Verbindungen mit dem Armgeflecht* = Plexus brachialis, *ist unserem Willen unterworfen und entgleitet ihm nur bei Atemnot und Schlucken, das einen Krampf des Zwerchfells darstellt. Die autonome Herzbewegung wurde bereits erwähnt. Im übrigen werden alle Organe der Bauch- und Brusthöhle vom sympathischen Nervensystem versorgt, von dem später noch im Zusammenhang die Rede sein wird. Hier sei nur bemerkt, daß dieses von unserem Willen unabhängige Nervensystem überall innige Verbindungen mit den von Gehirn und Rücken ausgehenden Nerven eingeht und seine Tätigkeit auf die glatte Muskulatur und die Drüsen ausübt. Der vom Gehirn kommende Nervus vagus (zehnter Hirnnerv) übt eine parasympathische, d.h. hemmende Wirkung aus. Die Brust- und Bauchwand wird überall von spinalen, d.h. vom Rückenmark kommenden Nerven versorgt.*

4. Beckenhöhle = Cavum pelvis

a) Harnwerkzeuge *(siehe Abb. 47)*

1. Harnleiter

Während die Eingeweide der Bauchhöhle noch in das große Becken herabreichen — die Dünndarmschlingen liegen der Darmbeinschaufel auf —, liegen die Geschlechtsorgane im kleinen Becken. Sie sind bei beiden Geschlechtern mit dem Harnapparat gekoppelt, man spricht daher vom Urogenitalsystem. Der Harn, der sich im Nierenbecken angesammelt hat, fließt durch die beiden Harnleiter = Ureteren in den hinteren unteren Teil der Harnblase = Vesica urinaria. Die Durchbohrung der Blasenwand erfolgt schräg, so daß bei erhöhtem Füllungszustand der Blase die beiden Harnleiteröffnungen geschlossen werden und ein Rückströmen des Harns nach der Niere zu unmöglich ist.

2. Harnblase

Die Blase ist ein bis 750 ccm fassender Ballon; innen liegt die Blasenschleimhaut in mehreren Epithelschichten, dann folgt als stärkste Schicht der Blasenwand eine Lage kreuz und quer verlaufender glatter Muskulatur; nur der oberste Teil der Blase = Fundus ist vom Bauchfell überzogen. Die Harnröhre = Urethra, die den Harn nach außen leitet, ist

---

Abb. 47 a—c. Harnsystem.

a) Niere (Außenansicht), b) Niere (Durchschnitt), c) Blase (Durchschnitt)

1. *Rindensubstanz* = Substantia corticalis
2. *Marksubstanz* = Substantia medullaris
3. *Nierenbecken* = Pelvis renalis
4. *Nierenarterie* = Arteria renalis
5. *Nierenvene* = Vena renalis
6. *Harnleiter* = Ureteren
7. *Harnblase* = Vesica urinaria
8. *Harnleitermündungen*

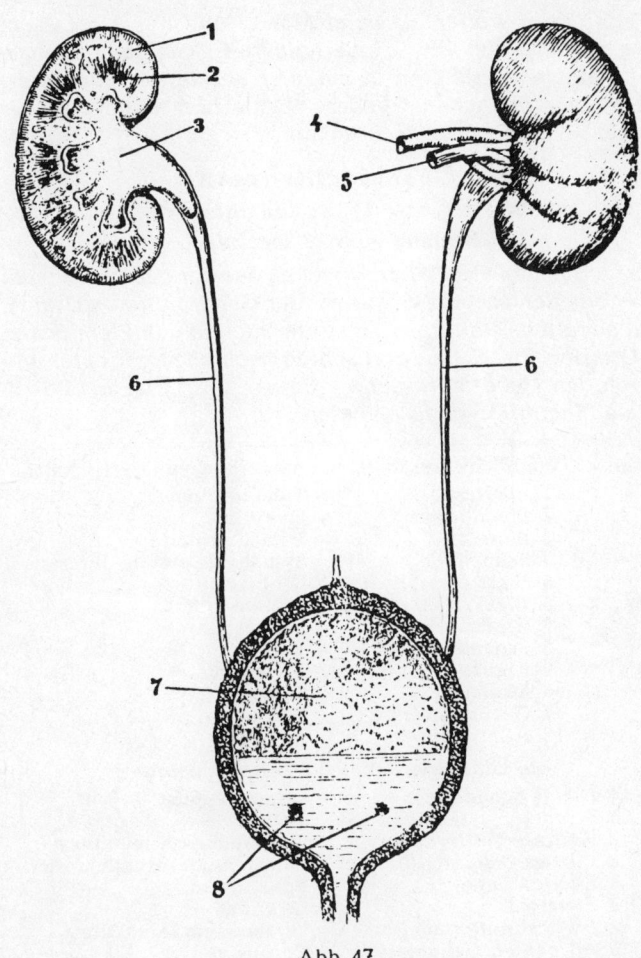

Abb. 47

bei der Frau weiter als beim Manne und nur 3 bis 4 cm lang. Sie mündet etwas oberhalb des Scheideneingangs. Beim Manne ist sie etwa 25 cm lang, verläuft an der Unterseite des männlichen Gliedes = Penis *und mündet in der Eichel* = Glans penis *nach außen.*

b) Geschlechtsorgane
A. Weibliche Geschlechtsorgane
(siehe Abb. 48 und 49)

Die weiblichen Genitalien bestehen aus der äußeren Scham = Vulva, *der Scheide* = Vagina, *der Gebärmutter* = Uterus, *den paarigen Eileitern* = Tuba uterina *und den Eierstöcken* = Ovarien. *Die Scheide ist schräg nach oben gerichtet und durch den Gebärmutterhals* = Cervix uteri, *der als* Portio *in sie hineinragt, abgeschlossen.*

Abb. 48. Weibliche Geschlechtsorgane (Becken-Durchschnitt)

1. *Eileiter*	=	Tuba uterina
2. *Eierstock*	=	Ovarium
3. *Blase*	=	Vesica urinaria
4. *Schamfuge*	=	Symphysis ossium pubis
5. *Harnröhre*	=	Urethra
6. *Kleine Schamlippe*	=	Labium minus
7. *Große Schamlippe*	=	Labium majus
8. *Scheide*	=	Vagina
9. *Kreuzbein*	=	Os sacrum
10. *Mastdarm*	=	Rectum
11. *Gebärmutter*	=	Uterus
12. *Afteröffnung*	=	Anus

Abb. 49. Innere weibliche Geschlechtsorgane

1. *Kleine Schamlippe*	=	Labium minus
2. *Scheide*	=	Vagina
3. *Äußerer Muttermund*	=	Orificium externum uteri
4. *Rundes Gebärmutterband*	=	Ligamentum rotundum uteri
5. *Eileiter, Tube*	=	Tuba uterina
6. *Eierstock*	=	Ovarium
7. *Breites Mutterband*	=	Ligamentum latum uteri
8. *Körper der Gebärmutter*	=	Corpus uteri
9. *Fundus der Gebärmutter*	=	Fundus uteri

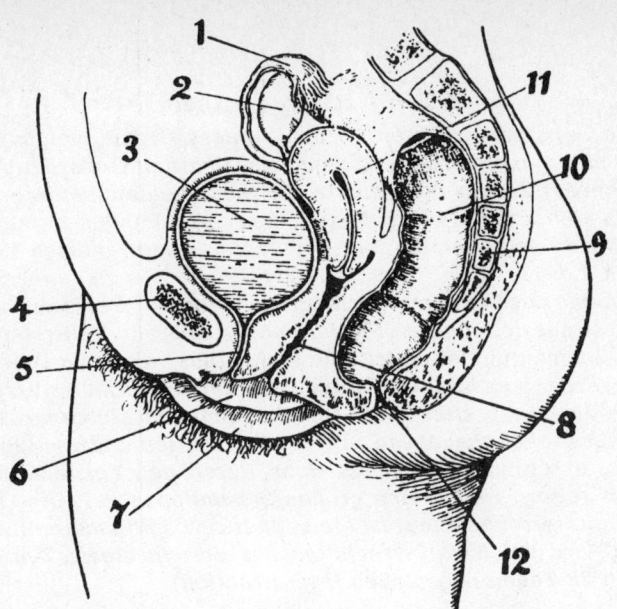

Abb. 48

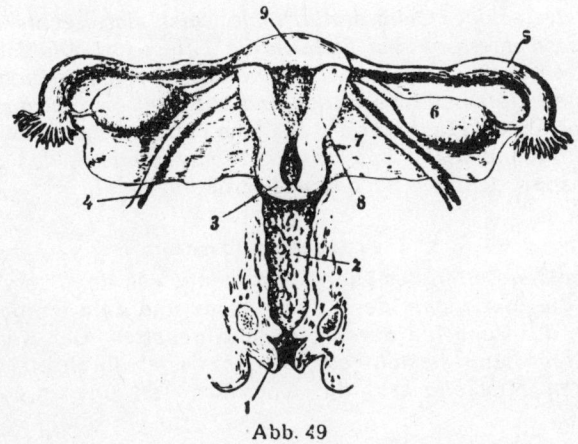

Abb. 49

1. Gebärmutter = Uterus

Die Gebärmutter ist ein birnenförmiges Organ aus glatter Muskulatur. Man unterscheidet an ihm den Gebärmutterkörper = Corpus uteri und den in die Scheide hineinragenden Gebärmutterhals = Cervix uteri. Als Fundus bezeichnet man den obersten, der Bauchhöhle zugewendeten Teil des Corpus uteri. Den Eingang in die Cervix von der Scheide aus nennt man den äußeren, von der Gebärmutterhöhle aus den inneren Muttermund; das breite Mutterband = Ligamentum latum ist eine rechts und links vom Uterus liegende Bauchfellduplikatur, die der Gebärmutter Halt gewährt. Im breiten Mutterband liegen, vom Gebärmuttertubenwinkel ausgehend, die runden Mutterbänder = Ligamenta rotunda; sie gehen dann durch den Leistenkanal und reisern sich in den großen Schamlippen auf. Die Gebärmutterschleimhaut ist ein zylindrisches Flimmerepithel, sie wird bei Nichtbefruchtung des Eies in einem Zyklus von 28 Tagen abgestoßen (Menstruation).

2. Eileiter = Tuba uterina

Die dreieckige Gebärmutterhöhle setzt sich rechts und links an ihrem oberen Ende in die Tuben fort. Die Tuben sind etwa 12 cm lange Schläuche aus glatter Muskulatur, die den Eierstock umspannen und mit ihrem ausgefransten Ende = Extremitas fimbriata das vom Eierstock abgestoßene Ei aufnehmen. Ihr Inneres hat Flimmerepithel, das dem Transport des Eies nach dem Uterus hin dient.

3. Eierstock = Ovarium

Zu beiden Seiten des Uterus, umspannt von der Tube, liegen die Eierstöcke, nach dem Uterus und dem Fimbrienende der Tube hin durch ein Band gehalten. Der Körper des Ovariums besteht aus Bindegewebe, durchsetzt mit glatten Muskelfasern; die Oberfläche ist uneben. Alle

28 Tage löst sich von ihr eine Eizelle = **Ovulum**, *die größte Körperzelle, eben noch an der Grenze der Sichtbarkeit mit bloßem Auge. Eine eventuelle Befruchtung geht meist in der Tube vor sich. Geht das Ovulum unbefruchtet zugrunde, so stößt die Gebärmutter die für eine Schwangerschaft vorbereitete Gebärmutterschleimhaut ab und es kommt zu der Menstruation genannten monatlichen Blutung.*

4. Blutversorgung der weiblichen Genitalien

Scheide und Gebärmutter versorgt die aus der **Arteria hypogastrica** *entspringende* **Arteria uterina**, *Ovarium und Tube die* **Arteria spermatica interna**, *die etwas unterhalb der Nierenarterie aus der Bauchaorta kommt. Die Blutgefäße der Blase entstammen der* **Arteria hypogastrica**. *Das Nervenzentrum für die Harn- und Kotentleerung sowie für die geschlechtlichen Vorgänge liegt im Rückenmark.*

B. Männliche Geschlechtsorgane *(siehe Abb. 50)*

1. Vorsteherdrüse

Dicht am Blasenhals, am Übergang der Blase in die Harnröhre, liegt beim Manne ein Organ, das von hoher klinischer Wichtigkeit ist, weil es im Alter bei bindegewebiger Entartung oft eine schwere Behinderung der Harnentleerung bedingt, die Vorsteherdrüse = **Prostata**. *Sie ist eine kastaniengroße und ebenso geformte Drüse, durch die die Harnröhre hindurchgeht. Sie liefert ein klares Sekret, das für den Geschlechtsakt Bedeutung hat.*

2. Samenbläschen

Die Samenbläschen = **Vesicula seminalis** *sind zwei längliche gebuchtete Schläuche, die mit dem Samenstrang vereinigt in die* **Prostata** *eindringen. Der Samenstrang (Samenleiter =* **Vas deferens**) *steigt vom Nebenhoden aufwärts, geht durch den Leistenkanal, vereinigt sich unterhalb der*

Uretermündungen mit den Samenbläschen. Das Sekret des Hodens, der Samenblasen und der Prostata wird gemeinsam dem Prostatateil der Harnröhre zugeführt.

3. Hoden

Die beiden Hoden = Testiculus liegen im Hodensack = Scrotum. Ihr Sekret enthält bei jeder Begattung etwa 200 Millionen Samenfäden = Spermatozoen, von denen im günstigsten Fall eins die Befruchtung vollzieht. Ihr Sekret passiert die gewundenen Kanäle des Nebenhodens = Epididymis und steigt in dem Samenstrang, der etwa 50 cm lang ist, aufwärts. Sein weiterer Weg ist bereits oben beschrieben.

4. Glied

Das männliche Glied = Penis besteht aus zwei Schwellkörpern mit der Harnröhre an der Unterseite, der vorderste Teil heißt Eichel = Glans und ist von der Vorhaut = Praeputium bedeckt.

5. Nebenhoden

Der Nebenhoden = Epididymis stellt lediglich den stark gewundenen Ausführungsgang der Drüsenkanälchen des Hodens dar.

Abb. 50. Männliche Geschlechtsorgane (Durchschnitt)

1. *Bauchfell* = Peritonaeum
2. *Blase* = Vesica urinaria
3. *Harnleiter* = Ureter
4. *Schambeinfuge* = Symphysis ossium pubis
5. *Samenleiter* = Vas deferens
6. *Männliches Glied* = Membrum virile, Penis
7. *Eichel* = Glans penis
8. *Hoden* = Testiculus
9. *Nebenhoden* = Epididymis
10. *Vorsteherdrüse* = Prostata
11. *Afteröffnung* = Anus
12. *Samenbläschen* = Vesica seminalis
13. *Mastdarm* = Rectum

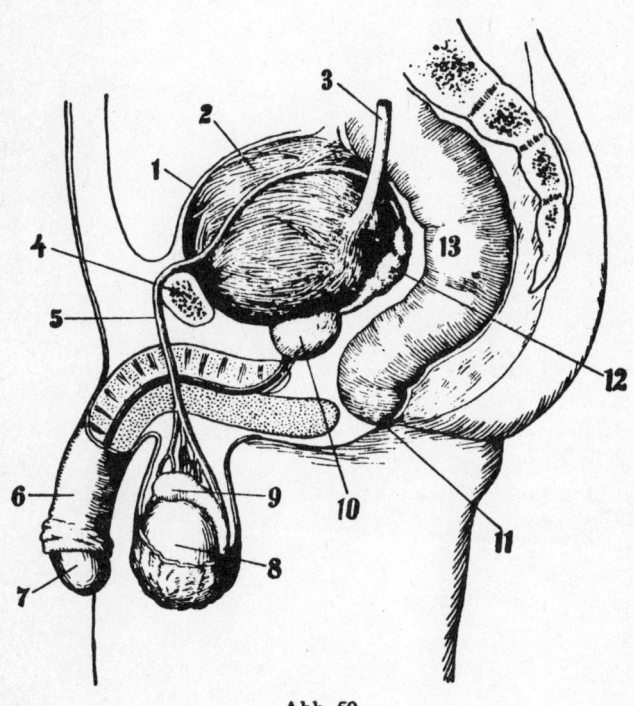

Abb. 50

III. Anatomie des Zentralnervensystems

Der menschliche Körper verfügt über ein Organsystem, das die Reize, die von der Außenwelt kommen, durch zweckmäßige Bewegungen beantwortet. Ein Teil dieses Systems ist unserem Willen nicht unterworfen, so besonders die Tätigkeit des Kleinhirns und des sympathischen und parasympathischen, sogenannten autonomen Nervensystems. Man teilt das gesamte Nervensystem demnach folgendermaßen ein:

1. Großhirn = Cerebrum
2. Kleinhirn = Cerebellum
3. Verlängertes Mark = Medulla oblongata
4. Rückenmark = Medulla spinalis
5. Sympathisches NS. = Nervus sympathicus
6. Parasympathisches NS. = Nervus parasympathicus

a) Großhirn = Cerebrum (siehe Abb. 51 bis 53)

Schon bei oberflächlicher Betrachtung unterscheidet man Großhirn und Kleinhirn. Abgesehen von allen Bewegungen, die unserem Willen unterworfen sind, ist das Großhirn der Sitz alles seelischen Geschehens. Die von der Außenwelt kommenden Sinneseindrücke werden im Großhirn wahrgenommen und eventuell mit sinnvollen Bewegungen beantwortet. Wir kennen auf der Oberfläche des Großhirns, wie aus der Abb. 53 ersichtlich ist, die Zentren verschiedener Bewegungen und seelischer Funktionen. So kann bei einer Lähmung das betreffende Zentrum geschädigt sein, in diesem Falle sprechen wir von einer zentralen Lähmung. Oder aber bei gesundem Zentrum ist die Leitung irgendwo unterbrochen: die Lähmung ist in diesem Falle eine periphere. Im Kleinhirn wird allerhand unbewußtes Geschehen, wie Erhaltung des Gleichgewichtes, Blutverteilung, sinnvolles Zusammenarbeiten einzelner

Muskelgruppen, die Eingeweidetätigkeit usw. gesteuert. Das Gehirn sowie seine Verlängerung, das Rückenmark, sind umspült von einer serösen (lympheartigen) Flüssigkeit, dem sogenannten Liquor cerebrospinalis. *Diese Flüssigkeit füllt auch die Hohlräume im Gehirn aus, die Hirnventrikel. Die beiden Großhirnhälften =* Hemisphären *haben einen solchen mit Liquor gefüllten Hohlraum. Bei krankhafter Vermehrung dieser Flüssigkeit spricht man von einem „Wasserkopf". An der Basis der Großhirnhemisphären liegt der unpaarige dritte* Ventrikel, *an seinem vorderen unteren Ende die* Hypophyse, *an seinem hinteren Ende die Zirbeldrüse =* Glandula pinealis. *Der vierte Ventrikel, auch die Rautengrube genannt, liegt unterhalb des Kleinhirns; er steht mit dem dritten* Ventrikel *durch die Sylvische Wasserleitung =* Aquaeductus Sylvii *in Verbindung. Den Boden der Rautengrube bildet das verlängerte Mark =* Medulla oblongata, *der Anfangsteil des Rückenmarks, in dem lebenswichtige Zentren, als wichtigstes das Atemzentrum, liegen. Großhirn, Kleinhirn und Rückenmark sind bedeckt von der weichen Hirnhaut =* Pia mater; *die innere Auskleidung der Schädelhöhle und des Wirbelkanals bildet die harte Hirnhaut =* Dura mater, *zwischen beiden ist die Spinnwebenhaut =* Arachnoides (Arachnoidea) *ausgespannt. Die Verbindung zwischen den beiden Hirnhemisphären ist der Balken =* Trabs, *der die Decke des dritten* Ventrikels *bildet. Das Großhirn hat einen Stirn-, Schläfen-, Scheitel- und Hinterhauptslappen. Seine Oberfläche zeigt zahlreiche Falten und Windungen. Stirn- und Schläfenlappen sind durch die besonders auffallende Sylvische Spalte =* Fissura Sylvii *getrennt. Auf frontalen Durchschnitten des Gehirns unterscheiden wir die die äußere Schicht bildende graue Substanz (Nervenzellen). Im Kleinhirn sind die Verhältnisse die gleichen, im Rückenmark dagegen umgekehrt: hier liegt die graue Substanz innen, die weiße außen.*

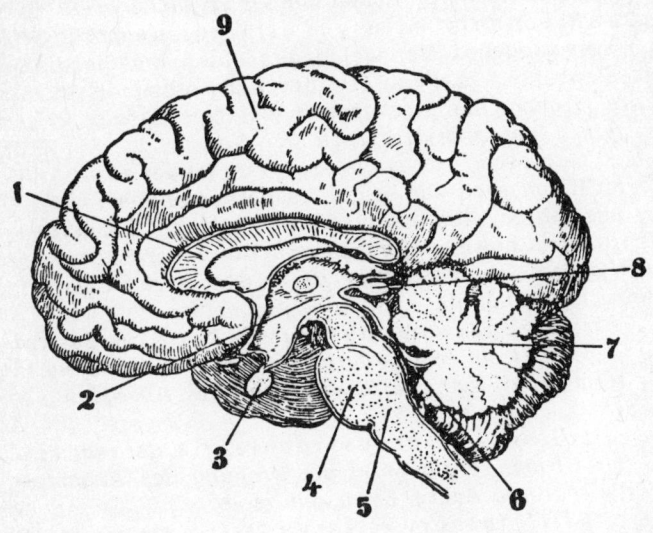

Abb. 51. Gehirn (Sagittaldurchschnitt)

1. *Balken* = Trabs
2. *Dritter Ventrikel* = Ventriculus tertius
3. *Hirnanhang* = Hypophysis
4. *Brücke* = Pons
5. *Verlängertes Mark* = Medulla oblongata
6. *Vierter Ventrikel,* = Ventriculus quartus
   Rautengrube
7. *Kleinhirn* = Cerebellum
8. *Zirbeldrüse* = Glandula pinealis
9. *Großhirn* = Cerebrum

An der Unterseite des Gehirns (Hirnbasis) entspringen die zwölf Hirnnerven, von denen einiges zu sagen ist.

1. Der Riechnerv = Nervus olfactorius tritt in seinen verschiedenen Verzweigungen durch die Siebplatte des Siebbeins = Lamina cribrosa ossis ethmoidis in die obere Gegend, die Riechgegend, der Nasenhöhle. Er ist ein reiner Sinnesnerv (sensorischer Nerv).

2. Der Sehnerv = Nervus opticus ist der zweitstärkste der Hirnnerven. Die beiden Sehnerven bilden unmittelbar nach ihrem Austritt aus dem Gehirn die Sehnervenkreuzung = Chiasma nervorum opticorum; der Sehnerv ist ebenfalls ein rein sensorischer Nerv, der uns nur Gesichtseindrücke vermittelt.

3. Der Augenbewegungsnerv = Nervus oculomotorius ist ein rein motorischer Nerv, der, wie schon der Name sagt, fast alle Bewegungen des Augapfels bewirkt.

4. Der Rollnerv = Nervus trochlearis, der schwächste der Hirnnerven, bewirkt die Drehung des Augapfels um die sagittale Achse. Er ist rein motorisch.

5. Der Drillingsnerv = Nervus trigeminus ist fast ausschließlich Gefühls- (sensibler) und Drüsennerv. Er ist der stärkste der Hirnnerven, bildet das Gassersche Ganglion = Ganglion Gasseri und teilt sich dann in drei Äste, zum Auge, Ober- und Unterkiefer.

6. Der äußere Augenmuskelnerv = Nervus abducens ist ein rein motorischer Nerv, dessen Einwirkung die Auswärtsbewegung des Augapfels unterliegt.

7. Der Gesichtsnerv = Nervus facialis ist ein rein motorischer Nerv, der die mimische Muskulatur des Gesichts versorgt; er tritt in seinem Verlaufe in nahe räumliche Beziehung zum Mittelohr.

8. Hörnerv und Nerv des Gleichgewichtsorgans = Nervus statoacusticus. Neben der Versorgung der drei als Gleichgewichtsorgan fungierenden Bogengänge =

Canales semicirculares *durch den Vorhofsteil* = **Nervus vestibuli** *vermittelt uns der zum Gehörorgan gehende Teil* = **Nervus** cochleae *die Schalleinwirkungen; er ist ein rein sensorischer Nerv.*

9. **Der Zungen-Rachennerv** = **Nervus glossopharyngicus** (glossopharyngeus) *hat motorische, sensible und sensorische Fasern. Er geht Verbindungen ein mit dem* Nervus sympathicus *und dem* Nervus vagus, *versorgt die Schleimhaut der Paukenhöhle* = Cavum tympani, *der Ohrtrompete* = Tuba oto-pharyngica *(früher* Eustachii) *und des Kehldeckels* = Epiglottis *und schickt sensorische Zweige zu den Geschmackspapillen der Zunge.*

10. **Herumschweifender Nerv** = **Nervus vagus**, *ein unserem Willen nicht unterworfener Eingeweidenerv mit je einem Ast zu Herz, Lunge und Magen (siehe „Autonomes Nervensystem").*

11. **Der Bei-Nerv** = **Nervus accessorius** *ist ein motorischer Nerv, der einen Teil der Nackenmuskulatur versorgt.*

12. **Der Unterzungennerv** = **Nervus hypoglossus** *ist ein motorischer Nerv, der die Zungenmuskulatur versorgt und für den Schluckakt sowie die Sprachbewegungen wichtig ist.*

(Merkvers für die zwölf Hirnnerven: Schnüffler, schau, schau, schon rollt dir die dreifache Abfuhr ins Antlitz, und du hörst, wie mit kehliger Stimme weitschweifig Hinzutretende reden.)

b) Kleinhirn = Cerebellum

Wie der Name sagt, ist das Kleinhirn an Masse bedeutend geringer als das Großhirn; es liegt in der hinteren Schädelgrube der Unterfläche des Hinterhauptslappens an. Seine Oberfläche zeigt eine Querstreifung vom Zentrum nach der Peripherie. Sagittale Schnitte ergeben eine baumartige Zeichnung, den Lebensbaum = Arbor vitae; *wie beim Groß-*

hirn liegt die graue Substanz außen, die weiße innen. Ein auffallendes Organ an der Hirnbasis ist die Brücke = Pons Varoli, die die beiden Hemisphären des Kleinhirns verbindet. Die Funktionen des Kleinhirns sind unserem Willen nicht unterworfen; sie bestehen im wesentlichen in Erhaltung des Gleichgewichts, Steuerung des Blutdrucks und der Blutverteilung, Koordination (sinnvolle Zusammenarbeit einzelner Muskeln und Muskelgruppen).

c) Verlängertes Mark = Medulla oblongata

An der Unterseite des Kleinhirns sitzt, den Übergang zum Rückenmark bildend, das verlängerte Mark; es ist ebenso gebaut wie das Rückenmark; auf seinem Durchschnitt sieht man, daß die graue Substanz hier ebenso wie dort eine Schmetterlingsfigur bildet, während die weiße Substanz außen ist. Aus dem verlängerten Mark bzw. dem Spalt zwischen ihm und dem Kleinhirn entspringen die letzten Hirnnerven 9 bis 12. Als Sitz des Atemzentrums ist das verlängerte Mark besonders wichtig.

Abb. 52. Hirnbasis = Basis cerebri

1. *Riechnerv*	= Nervus olfactorius
2. *Sehnerv*	= N. opticus
3. *Augenbewegungsnerv*	= N. oculomotorius
4. *Augenrollnerv*	= N. trochlearis
5. *Drillingsnerv*	= N. trigeminus
6. *Äußerer Augenbewegungsnerv*	= N. abducens
7. *Gesichtsnerv*	= N. facialis
8. *Hörnerv*	= N. stato-acusticus
9. *Kehl-Zungennerv*	= N. glossopharyngicus (glossopharyngeus)
10. *Herumschweifender Nerv*	= N. vagus
11. *Bei-Nerv*	= N. accessorius
12. *Unterzungennerv*	= N. hypoglossus
13. *Kleinhirn*	= Cerebellum
14. *Großhirn, Schläfenlappen*	= Lobus temporalis cerebri
15. *Großhirn, Stirnlappen*	= Lobus frontalis cerebri
16. *Brücke*	= Pons
17. *Verlängertes Mark*	= Medulla oblongata

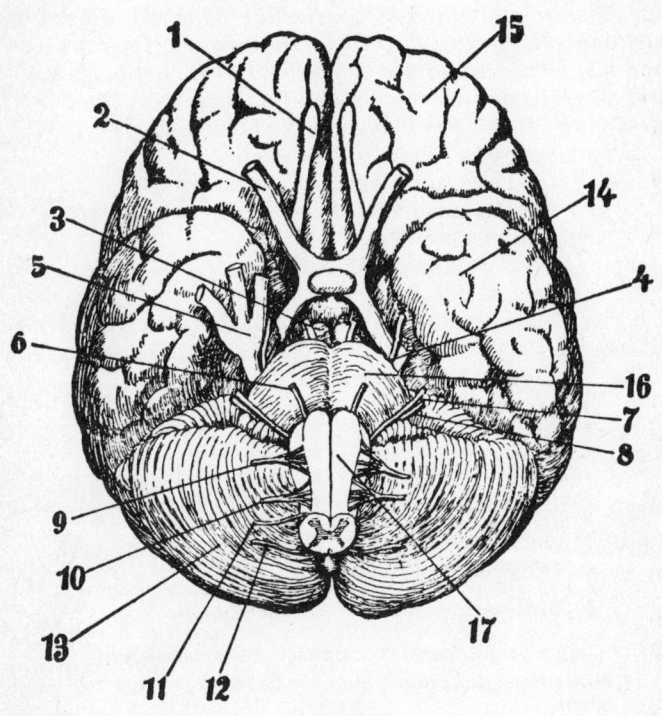

Abb. 52

d) Rückenmark = Medulla spinalis *(siehe Abb. 54)*

Das Rückenmark, das die Fortsetzung bildet, ist ein etwa kleinfingerdicker Strang, der an der Stelle der Nerven, die zur oberen und unteren Extremität abgehen, eine Verdickung bildet. Es reicht bis zum zweiten Lendenwirbel und löst sich dann in den Roßschweif = Cauda equina auf. Die austretenden Nerven bilden folgende Geflechte:

1. *Halsgeflecht* = Plexus cervicalis,
2. *Armgeflecht* = Plexus brachialis.

Aus der Verschmelzung beider entspringen:
   a) *der* Nervus medianus *(Beugemuskeln des Unterarms und Daumenballens),*
   b) *der* Nervus ulnaris *(Fingerbeuger und -spreizer an der Ellenseite),*
   c) *der* Nervus radialis *(Streckmuskeln des Unterarms).*

Abb. 53. Hirnzentren an der Oberfläche

1. *Bein*
2. *Arm*
3. *Mund*
4. *Zunge*
5. *Sprache*
6. *Riechen, Schmecken*
7. *Kopf- und Augenbewegungen*
8. *Schreiben*
9. *Sprachverständnis*
10. *Gesichtsbewegungen*
11. *Muskelsinn*
12. *Lesen*
13. *Sehen*
14. *Stirnlappen*
15. *Schläfenlappen*
16. *Kleinhirn, Zentralorgan für das Gleichgewicht*
17. *Hinterhauptslappen*
18. *Scheitellappen*

Abb. 54. Rückenmarkdurchschnitt (schematisch)

1. *Hinterhorn der grauen Substanz* = Cornu posterius medullae
2. *Vorderhorn* = Cornu anterius medullae
3. *Bewegungsnerv*
4. *Gefühlsnerv*
5. *Spinalnerv*
6. *Graue Substanz des Rückenmarks* = Substantia grisea medullae
7. *Weiße Substanz des Rückenmarks* = Substantia alba medullae

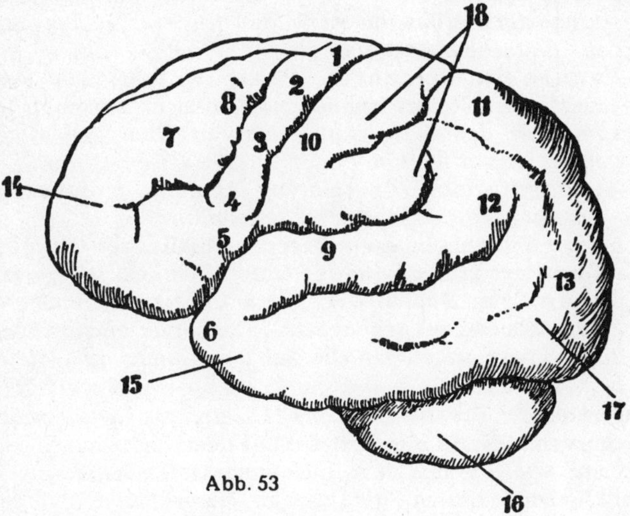

Abb. 53

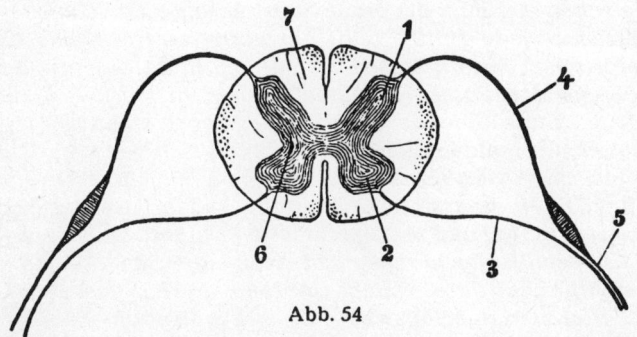

Abb. 54

3. *Lendengeflecht* = Plexus lumbalis. *Aus ihm entspringt der Nervus femoralis, der die Streckmuskulatur des Oberschenkels versorgt.*
4. *Kreuzbeingeflecht* = Plexus sacralis. *Ihm entstammt der Nervus ischiadicus (s und ch getrennt gesprochen), der stärkste aller Nerven. Über dem Kniegelenk teilt er sich in*
   a) *Wadenbeinnerv* = Nervus fibularis (peronaeus), *Fußheber und Zehenstrecker, und*
   b) *den Schienbeinnerv* = Nervus tibialis, *der die Muskeln der Hinterseite des Unterschenkels innerviert.*
5. *Scham- und Steißgeflecht* = Plexus pudendus *und* Plexus coccygicus (coccygeus). *Die ihnen entstammenden Nerven versorgen die Scham-, Damm- und Steißbeingegend.*

Unterhalb der Brustwirbel 1 bis 11 treten die Zwischenrippennerven = Nervi intercostales *aus dem Rückenmark aus. Sie sind wie alle aus dem Rückenmark stammenden Nerven, die sogenannten Spinalnerven, gemischter Natur, das heißt, sie enthalten motorische und sensible Fasern. Auf dem Durchschnitt des Rückenmarks sieht man (Abb. 54), wie schon erwähnt, die graue Substanz als eine Schmetterlingsfigur; jede Hälfte zeigt ein vorderes Horn, das die motorischen Fasern entsendet, und ein hinteres Horn, das die sensiblen Fasern aufnimmt. Vor dem Verlassen des Wirbelkanals bildet der sensible Nerv noch einen Nervenknoten* = Spinalganglion, *und vereinigt sich dann mit dem motorischen Nerven, so daß alle vom Rückenmark ausgehenden Nerven motorische und sensible Fasern haben, also zentrifugal und zentripetal leiten. Außerdem haben sie zahlreiche Verflechtungen mit sympathischen und parasympathischen Fasern (siehe „Autonomes Nervensystem"). In der grauen Substanz des Halsmarkes liegt das Pupillenzentrum, im untersten Lendenmark die Zentren für Harn- und Kotentleerung sowie für die geschlechtlichen Vor-*

gänge. Über das ganze Rückenmark verteilt sind Zentren für das Enger- und Weiterwerden der Gefäße (Vasokonstriktoren und -dilatatoren) und für die Schweißabsonderung.
Unter Umständen kann durch einen sensiblen Reiz eine Bewegung ausgelöst werden, ohne daß das Gehirn dabei in Funktion tritt, es springt dann schon im Rückenmark der sensible Reiz auf den motorischen Nerven über; so entsteht eine Muskelbewegung, die von unserem Willen unabhängig ist: wir nennen das einen Reflex (z. B. bei Beklopfen der Sehne unterhalb der Kniescheibe erfolgt reflektorisch eine Zusammenziehung der Oberschenkelstreckmuskulatur).

e) Autonomes (vegetatives) Nervensystem

Unabhängig vom Zentralnervensystem haben wir zur Aufrechterhaltung aller uns unbewußten Lebensvorgänge am Magendarmkanal, dem Zirkulations- und Urogenitalapparat ein autonomes Nervensystem, das wir als Grenzstrang des Sympathicus von der Halswirbelsäule bis ins kleine Becken verlaufen sehen. Überall bestehen Verbindungen zwischen den spinalen und den sympathischen Nerven. Der Parasympathicus ist nicht anatomisch, sondern nur in der Funktion von dem Sympathicus verschieden. Meistenteils hemmt er die vom Sympathicus ausgehenden Reize und sorgt so durch Steuerung für eine sinngemäße Funktion. Im wesentlichen parasympathische Fasern hat zum Beispiel der Nervus vagus, der zehnte Hirnnerv, der je einen Ast zum Bronchialbaum, dem Herzen und dem Magen abgibt. Im allgemeinen übt der Parasympathicus einen hemmenden Einfluß aus. Umgekehrt verhält es sich bei dem Darm, wo die erregende Wirkung vom Parasympathicus ausgeht, während die Sympathicusfasern hemmend wirken.
Das autonome Nervensystem hat auch reichlich sensible Fasern; schwere Koliken können von ihm ausgehen.

IV. Anatomie der Sinnesorgane

Bei der Beschreibung der Nasenhöhle (siehe Seite 39/41) ist schon Wesentliches über das Geruchsorgan gesagt. In der oberen Gegend der Nase = Regio olfactoria breitet sich der erste Hirnnerv = Nervus olfactorius aus und führt die Geruchsreize dem Gehirn zu, die auch für den Geschmack sehr wesentlich sind.

Abb. 55. Auge = Oculus (Durchschnitt)

1. *Oberlid* = Palpebra superior
2. *Augenwimpern* = Cilia
3. *Bindehautsack* = Saccus conjunctivae
4. *Lederhaut* = Sclera
5. *Aderhaut* = Chorioides (Chorioidea)
6. *Netzhaut* = Retina
7. *Sehnerv* = Nervus opticus
8. *Hornhaut* = Cornea
9. *Regenbogenhaut* = Iris
10. *Vordere Augenkammer*
11. *Linse* = Lens crystallina
12. *Hintere Augenkammer*
13. *Glaskörper* = Corpus vitreum

Abb. 56. Augenhöhlen (von oben geöffnet)

1. *Augapfel* = Bulbus oculi
2. *Oberer Rollmuskel* = Musculus obliquus superior
3. *Sehnervenkreuzung* = Chiasma nervorum opticorum
4. *Drillingsnerv* = Nervus trigeminus
5. *Äußerer grader Augenmuskel* = Musculus rectus externus
6. *Sehnerv* = Nervus opticus
7. *Innerer grader Augenmuskel* = Musculus rectus internus
8. *Oberer grader Augenmuskel* = Musculus rectus superior
9. *Tränendrüse* = Glandula lacrimalis

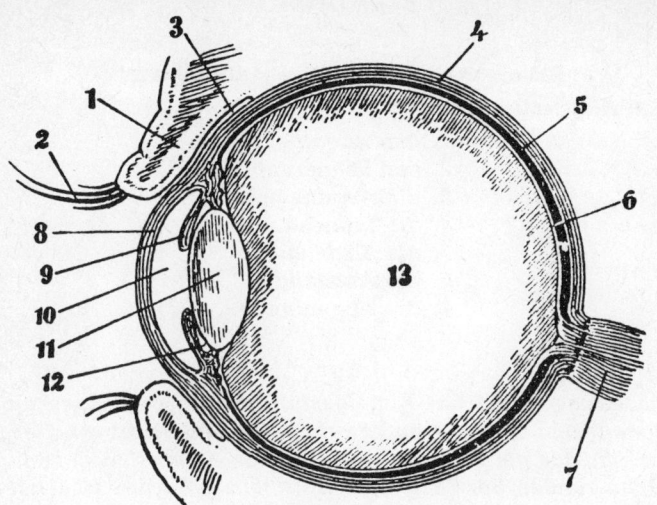

Abb. 55

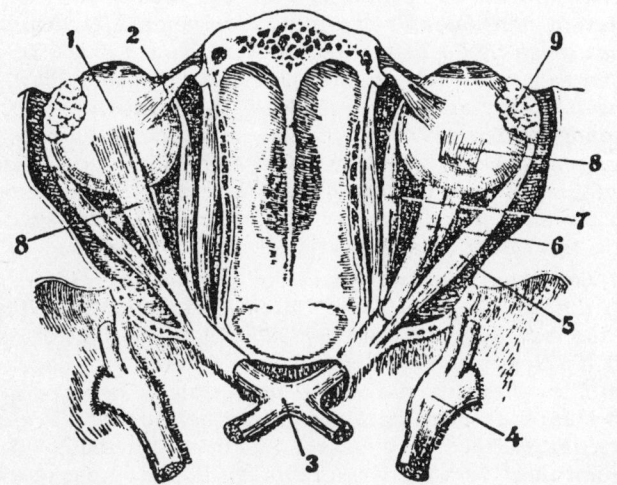

Abb. 56

a) Sehorgan = Oculus *(siehe Abb. 55 und 56)*

Am Auge unterscheiden wir:

1. den Augapfel,
2. den Sehnerven,
3. die Augenmuskeln,
4. die Tränendrüse,
5. die Bindehaut,
6. die Augenlider,
7. die Augenbrauen.

1. Augapfel

Das Auge selbst hat Kugelgestalt; wir sprechen deshalb vom „Augapfel". Die äußere Haut, die Lederhaut = Sclera, *umgibt das ganze Auge und läßt nur an der Vorderseite einen runden Bezirk für die Hornhaut* = Cornea *frei. hinten, seitlich von der Sehachse, einen kleinen runden Raum für den Eintritt des Sehnerven. An der Stelle seines Eintrittes in den Augapfel vermittelt er keine Lichtempfindung; diese Stelle heißt deshalb der „blinde Fleck". Dagegen sehen wir mit der dem Lichteintritt gegenüberliegenden Stelle, dem „gelben Fleck"* = Macula lutea *ganz besonders scharf. Wir müssen uns immer dabei vergegenwärtigen, daß wir ja nicht mit dem Auge, sondern mit dem Gehirn sehen; von diesem gelben Fleck gehen die meisten und besten Verbindungen zu der Stelle im Gehirn, wo die optischen Bilder entstehen und begriffen werden.*

Der Lederhaut sitzt vorn wie ein Uhrglas die Hornhaut auf, die im Interesse ihrer Durchsichtigkeit keine Blutgefäße hat, sondern von Lymphgefäßen durchzogen ist. Auf die Sclera folgt die Aderhaut = Chorioides (Chorioidea). *Sie geht nach vorn über in den Strahlenkörper* = Corpus ciliare, *an dem die Linse* = Lens *befestigt ist. Weiter nach der Hornhaut zu bildet sie die Regenbogenhaut* = Iris, *die mit ihrer verschiedenen Färbung die Farbe des Auges* bestimmt und in der Mitte das Sehloch = Pupille trägt. Vergleicht man das Auge mit einer photographischen Kamera, so stellt die Regenbogenhaut die Blende dar, deren Lichtöffnung durch die klinisch überaus wichtige Pupillenreaktion verengert oder erweitert wird. Den Raum zwischen Iris und Cornea nennt man die vordere Augenkammer; zwischen Iris und Linse liegt die hintere Augenkammer. Der Name „Linse" bezeichnet ihre Gestalt; sie ist ein durchsichtiges Organ, das durch Erschlaffung des ringförmigen Haltebandes = Zonula Zinnii an Konvexität zunimmt und dadurch das Auge für die Nähe einstellt, durch Anspannung der Haltemembran aber eine Abflachung erleidet und dadurch das Auge geeignet macht, in die Ferne zu sehen. Im fünften Jahrzehnt nimmt die Fähigkeit der Linse, sich durch Zunahme der Konvexität auf die Nähe einzustellen, allmählich ab. Die dann eintretende Altersweitsichtigkeit = Presbyopie ist eine durchaus physiologische, also nicht krankhafte. Als innerste Schicht des Augapfels folgt die Netzhaut = Retina*), deren außerordentlich kompliziert gebaute Stäbchen und Zapfen das Sehen vermitteln. Das Innere des Augapfels ist angefüllt von dem Glaskörper = Corpus vitreum; er besteht aus einer durchsichtigen, gallertartigen Masse.

Um den anatomischen Bau des Auges zu verstehen, muß man hier in das physiologische Gebiet übergreifen. Wenn man·den oben angeführten Vergleich des Auges mit einer photographischen Kamera beibehält, entspricht die Netzhaut der Mattscheibe, auf der man ein scharfes Bild einstellen kann, nur steht hier die Mattscheibe fest (Netzhaut), dafür ist je nach Nähe oder Ferne des Objektes die Brechung der Linse durch Veränderung ihrer Gestalt veränderlich. Die als Blendenöffnung wirkende Pupille (siehe oben) wird durch den parasympathisch wirkenden Nervus oculomotorius verengt, durch den Sympathicus erweitert.

*) Aussprache: philologisch richtig, aber kaum gebraucht: Retína.

2. Sehnerv = Nervus opticus

Der Sehnerv mündet im Augeninnern in der sogenannten Papille; er ist nächst dem Nervus trigeminus der stärkste Hirnnerv; seine Fasern kreuzen sich im Chiasma nervorum opticorum.

3. Augenmuskeln

Die Bewegungen des Augapfels besorgen sechs Augenmuskeln; vier von ihnen bewegen ihn in den Richtungen nach außen, innen, oben und unten, zwei bewegen ihn um seine Längsachse.

4. Tränendrüsen

In der Augenhöhle liegen oben und außen, nicht voneinander getrennt, zwei Tränendrüsen, eine größere und eine kleinere, die ihr Sekret, die Tränenflüssigkeit, in den Bindehautsack ergießen. Die überschüssige Tränenflüssigkeit fließt durch die Tränenkanälchen, deren Mündung am oberen und unteren Lid im inneren Augenwinkel zu sehen ist, in den Tränennasengang = Ductus nasolacrimalis ab.

5. Bindehaut = Conjunctiva

Die Bindehaut überkleidet die Innenseite der Lider und schlägt sich auf den Augapfel um. Sie bedeckt seine Vorderseite mit Ausnahme des von der Cornea eingenommenen Raumes.

6. Augenlider

Das S'ützgerüst der Augenlider bildet eine knorpelige Platte, die außen mit Haut, innen mit Bindehaut überkleidet ist. Die Hebung des Oberlides bewirkt ein Muskel = Musculus levator palpebrae superioris, den Lidschluß ein ringförmiger Muskel, der die Lidspalte umkreist. Der Lidschlag *bewirkt eine dauernde Befeuchtung der Hornhaut, die gegen Austrocknung sehr empfindlich ist. Der Lidrand trägt eine Reihe steifer Haare, die Wimpern.*

7. Augenbrauen

Oberhalb der Augen, entlang dem knöchernen Augenhöhlenrand, steht ein Streifen steifer Haare, die Augenbrauen. Sie sind meist dunkler als das Haupthaar.

b) Gehörorgan = Auris *(siehe Abb. 57a u. 57b)*

1. Äußeres Ohr

Das äußere Ohr, die Ohrmuschel, beeinflußt das Gehör nur unwesentlich. Die Muskeln der Ohrmuscheln sind beim Menschen bis auf Reste geschwunden. Zum äußeren Ohr gehört noch der Gehörgang; sein Anfangsteil, etwa die Hälfte, ist knorpelig, dann folgt der knöcherne Teil. Das äußere Ohr wird durch das Trommelfell = Tympanum *von der Paukenhöhle, dem Mittelohr, getrennt. In die Mitte des Trommelfells ragt der Griff des Hammers* = Malleus; *er ist mit dem Trommelfell verwachsen und überträgt dessen Schwingungen auf den Amboß* = Incus; *von ihm werden sie durch den Steigbügel, der das ovale Fenster verschließt, dem Cortischen Organ, der Schnecke* = Cochlea, *zugeleitet. Diese drei Knochen, die sogenannten Gehörknöchelchen, bilden den Schalleitungsapparat. Das Mittelohr ist durch die Ohrtrompete* = Tuba pharyngotympanica (Eustachii) *mit dem Rachen verbunden; außerdem kommuniziert das Mittelohr mit den Zellen des Warzenfortsatzes* = Processus mastoides (mastoideus).

Abb. 57a. **Gehörorgan** (Durchschnitt) = Auris

1. *Ohrmuschel*	=	Auricula
2. *Knorpeliger Gehörgang*	=	Meatus auditorius cartilagineus
3. *Ohrenschmalz-Dr.*	=	Glandulae ceruminis
4. *Knöcherner Gehörgang*	=	Meatus auditorius osseus
5. *Hammer*	=	Malleus
6. *Amboss*	=	Incus
7. *Steigbügel*	=	Stapes
8. *Ovales Fenster*	=	Fenestra ovalis
9. *Trommelfell*	=	Membrana tympani
10. *Paukenhöhle*	=	Cavum tympani

Abb. 57b. **Inneres Ohr** (vergrössert)

1. 2. 3 *Bogengänge*	=	Canales semicirculares
4. *Vorhof*	=	Vestibulum
5. *Schnecke*	=	Cochlea
6. *Knöcherne Spiralplatte*	=	Lamina spiralis ossea

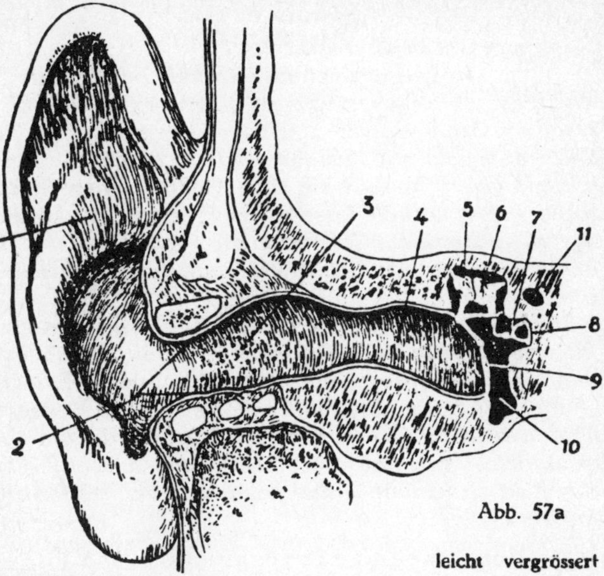

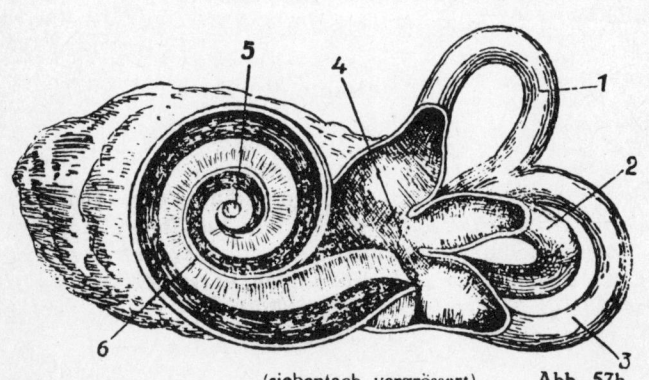

Abb. 57a

leicht vergrössert

(siebenfach vergrössert) Abb. 57b

2. Inneres Ohr

Das innere Ohr besteht aus zwei Teilen ganz verschiedener Funktion. Ein Teil des achten Hirnnerven = Nervus stato-acusticus geht als Nervus vestibularis *zu den drei Bogengängen =* Canales semicirculares. *Sie sind in drei Ebenen angeordnet und mit Lymphflüssigkeit gefüllt; je nach der Körperlage vermitteln sie dem Gehirn einen Sinneseindruck. Der andere Teil des* Nervus stato-acusticus *geht als* Nervus cochleae *zur Schnecke; die dahin geleiteten Schallwellen werden vom Gehirn als Töne und Geräusche empfunden.*

Es liegen hier ähnlich wie bei der Retina so überaus feine und komplizierte Verhältnisse vor, daß nicht näher darauf eingegangen werden kann. Wie fein unser Gehör arbeitet — die Tiere hören noch viel schärfer als die Menschen —, sieht man an der Lokalisation des Schalles, die nur dadurch ermöglicht wird, daß die Schallwellen das eine Ohr um minimale Bruchteile einer Sekunde eher treffen als das andere.

c) Geschmacksorgan *(siehe Abb. 15)*

Über die Zunge, unser Geschmacksorgan, wurde bereits beim anatomischen Bau der Mundhöhle alles Wissenswerte gesagt (siehe Mundhöhle, Seite 42 ff.).

V. Anatomie der Haut

(siehe Abb. 58)

a) Haut

Durch die Haut werden vier Empfindungsreize dem Gehirn vermittelt: Tastempfindung, Empfindung für kalt und warm und das Schmerzgefühl. Die sensiblen Nervenfasern, die diese Funktionen ausüben, enden entweder frei im Gewebe, als Tastzellen auch als End- und Tastkörperchen. Der Bau der Haut ist der folgende:

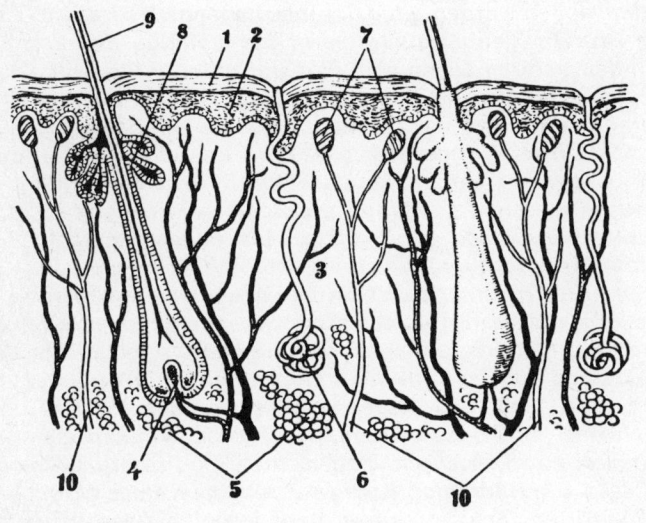

Abb. 58. Haut = Cutis (schematisch)

1. *Oberhaut* = Epidermis
2. *Keimschicht der Oberhaut* = Stratum germinativum
3. *Lederhaut* = Corium
4. *Haarpapille* = Papilla pili
5. *Fetträubchen*
6. *Schweißdrüse* = Glandula sudorifera
7. *Tastkörperchen* = Corpuscula tactus
8. *Talgdrüse* = Glandula sebacea
9. *Einzelnes Haar* = Pilus
10. *Nerven*

Die oberste Schicht = Epidermis *besteht aus platten, kernlosen, verhornten Zellen, die dauernd verbraucht und abgestoßen werden. Eine darunterliegende Keimschicht* = Stratum germinativum *sorgt für ständige Erneuerung. In den tieferen Lagen sind Farbstoffzellen* = Pigmentzellen *eingelagert, die die Färbung der Haut nach Sonnenbestrahlung und bei den verschiedenen Rassen bedingen.*
Unter dieser Hornschicht sitzt die Lederhaut = Corium. *Im Gegensatz zur Epidermis enthält sie reichlich Blutgefäße. Sie besteht aus Bindegewebe und elastischen Fasern; stellenweise sind auch glatte Muskelfasern eingelagert. Das Corium ist gegen das Gewebe der* Epidermis *gut abgegrenzt. Die unter dem Corium liegende Unterhautschicht* = Tela subcutanea *ist das nicht. Sie ist stellenweise reichlich mit Fetteinlagerungen versehen und je nach ihrer Befestigung auf der Unterlage verschieblich. In der Unterhautzellschicht liegen die Drüsen der Haut: Talg-, Schweiß- und Haarbalgdrüsen. Die Schweißdrüsen sind Knäuel von Drüsenschläuchen; die Talgdrüsen sind mehr kolbig. Die Haarbalgdrüsen sind mit einem Haar vereinigte Talgdrüsen. Schweißdrüsen befinden sich überall in der Haut des Körpers; besonders reichlich sind sie an Handteller und Fußsohle. Wie sie sind die Talgdrüsen über den ganzen Körper verbreitet, lassen aber Handteller und Fußsohle frei.*
Als Anhangsgebilde der Haut sind noch zu erwähnen: Haare und Nägel.

b) Haare

Die Haare = Pili *an Kopf, Bart, Achselhöhle und Schamteilen sind länger, zum Teil gekräuselt, an den Wimpern, Augenbrauen und am Eingang von Nase und Ohr nur kurz und borstenförmig. Im übrigen ist unser ganzer Körper mit einem feinen Wollhaar* = Lanugo *bedeckt, mit Ausnahme der Fußsohlen und Handteller.*

c) Nägel

Die Nägel sind kleine viereckige Hornplättchen auf den Endgliedern der Finger und Zehen. Die Unterlage der Nägel bildet das Nagelbett; den proximalen weichen Teil des Nagels nennt man die Nagelwurzel = Radix unguis.

d) Weibliche Brustdrüse

Ein wichtiges Organ der Haut ist die weibliche Brustdrüse, die beim Manne nur in der Anlage vorhanden und bis auf einige Reste verkümmert ist. Sie liegt als paariges halbkugelförmiges Organ etwa von der dritten bis sechsten Rippe dem großen Brustmuskel = Musculus pectoralis major *auf und besteht aus etwa 20 Milchdrüsen, deren Ausführungsgänge in der Brustwarze münden. Die Brustwarze ist bei Blonden mehr rosig, bei Brünetten dunkler gefärbt. Der die Brustwarze umgebende Warzenhof paßt sich dieser Färbung an.*

VI. Anatomie der Drüsen mit innerer Sekretion
(siehe Abb. 59)

a) Bereits beschriebene Drüsen

Am Schlusse dieses Büchleins soll noch von einigen Drüsen die Rede sein, die ein lebenswichtiges Sekret ans Blut abgeben; zum Teil tun sie das neben ihrem eigentlichen Drüsensekret, z. B. Bauchspeicheldrüse, Hoden, Eierstock. Andere Drüsen haben aber lediglich die Tätigkeit einer Drüse ohne Ausführungsgang, sie sind in die Blutbahn eingeschaltet und geben ihr Sekret — in diesem Falle sprechen wir von einem Hormon — *an das Blut ab. Solche Drüsen mit innerer Sekretion sind die Schilddrüse* = Glandula thyreoides (früher thyreoidea), *die Nebenschilddrüsen oder Epithelkörperchen* = Glandulae parathyreoideae, *die Nebennieren* = Glandulae suprarenales, *der Hirn-*

anhang = Hypophysis, *die Zirbeldrüse* = Glandula pinealis und der Thymus. *Wichtiger als der anatomische Bau aller dieser Drüsen ist ihre Funktion; ein Übergriff in physiologisches Gebiet läßt sich hier schwer vermeiden. Unsere ältesten Erfahrungen stammen von Männern, die der Hoden, ihrer Keimdrüsen, beraubt sind. Wenn die Verschneidung = Kastration im Kindesalter erfolgte, unterblieb der Stimmwechsel (Stimmbruch), die Entwicklung der Bart-, Achsel- und Schamhaare blieb mangelhaft, der Fettansatz an Brust und Hüften entwickelte sich sehr stark. Bei der mitunter notwendig werdenden Entfernung beider Eierstöcke sind die Erscheinungen weniger ins Auge fallend; im Vordergrunde steht auch hier eine stärkere Entwicklung des Fettgewebes.*

Verdauungssekret der Bauchspeicheldrüse. Die sogenannten Langerhansschen Inseln im Pancreas geben ein Hormon an die Blutbahn ab, das für den Zuckerstoffwechsel von größter Bedeutung ist („Insulin").

Bauchspeicheldrüse sowie Hoden und Eierstock sind bereits beschrieben worden. Es folgen hier noch die bisher nicht behandelten Organe.

Abb. 59. Drüsen mit innerer Sekretion (Eudokrines System)

1. *Zirbeldrüse*	= Glandula pinealis
2. *Hirnanhang*	= Hypophysis
3. *Schilddrüse*	= Glandula thyreoides (thyreoidea)
4. *Nebenschilddrüsen*	= Glandulae parathyreoideae
5. *Bries*	= Thymus
6. *Nebennieren*	= Glandulae suprarenales
7. *Bauchspeicheldrüse*	= Pancreas
8. *Hoden*	= Testiculus
9. *Eierstock, Lage des*	= Ovarium

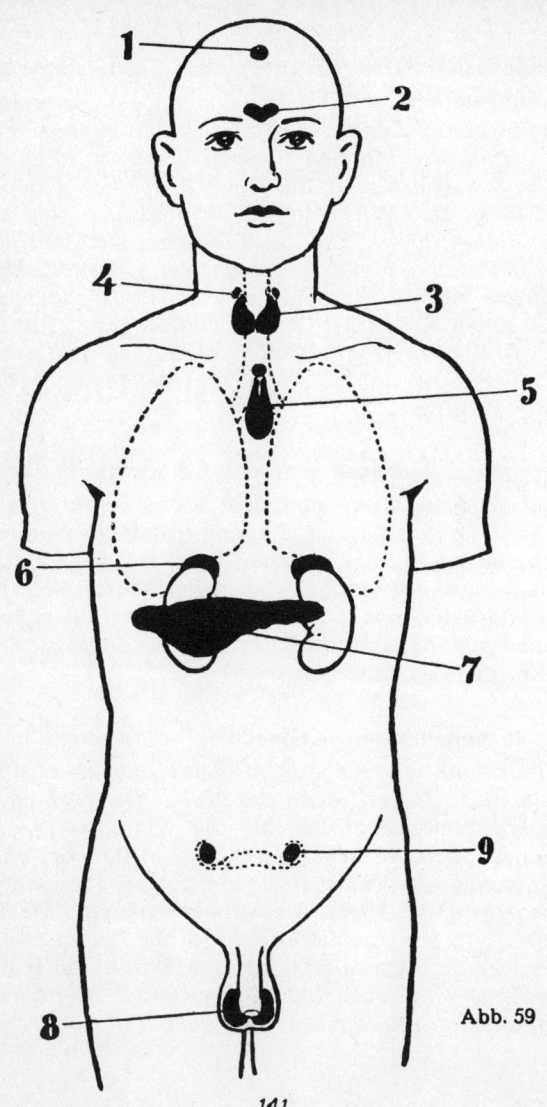

Abb. 59

b) Schilddrüse = Glandula thyreoides (früher thyreoidea)

Sie ist ein zweilappiges Organ, das dem Schildknorpel aufliegt, seine beiden Lappen sind durch einen Isthmus miteinander verbunden. Mit den übrigen Organen steht sie in keinerlei Zusammenhang. Das Gewicht schwankt zwischen 30 und 60 g. Der Wirkstoff der Schilddrüse steigert die Lebenstätigkeit aller Zellen und Organe; sie steht außerdem in Beziehung zum Jodstoffwechsel. Überfunktion der Schilddrüse = Hyperthyreoidismus führt zur sogenannten Basedowschen Krankheit (Kropf, Glotzaugen, Zittern der Hände, Diarrhöen usw.), Unterfunktion zu Langsamkeit aller Bewegungen und geistiger Trägheit bis zu vollkommenem Kretinismus.

c) Nebenschilddrüsen = Glandulae parathyreoideae

Die Nebenschilddrüsen sind vier kleine etwa reiskorngroße bräunliche Drüschen, die man früher für mangelhaft entwickelte Schilddrüsenteilchen hielt; sie wiegen zusammen noch nicht ein Gramm. Sie liegen an der Hinterseite der Schilddrüsenlappen. Mineral- und Kalkstoffwechsel ist von ihnen abhängig. Verlust der Nebenschilddrüsen führt unter Krampferscheinungen zum Tode.

d) Nebennieren = Glandulae suprarenales

Ihre Hauptfunktion scheint im Embryonalleben und in der Jugend zu liegen, denn die Nebenniere ist im dritten Embrynalmonat größer als die Niere, im sechsten halb so groß, beim Neugeborenen beträgt ihre Größe noch ein Drittel, später, im Erwachsenenalter, nur noch ein Achtundzwanzigstel der Niere. Die Nebennieren sind klein, nur etwa 10 bis 12 g wiegende Organe, 3 bis 5 cm breit, 2 cm lang und kaum 1 cm dick. Auf dem Durchschnitt unterscheidet man sehr deutlich die Mark- und Rindensubstanz. Die Marksubstanz produziert unter dem Einfluß des Nervus sympathicus *das* Adrenalin, *das die Herztätigkeit anregt, den Puls beschleunigt, durch Verengerung der Gefäße den Blutdruck erhöht und die Darmtätigkeit herabsetzt. Die Rindensubstanz produziert unter dem Einfluß des dem Nervus sympathicus entgegenwirkenden Nervus parasympathicus das Cholin, das eine in allem dem Adrenalin entgegengesetzte Wirkung ausübt: es lähmt die Herztätigkeit, verlangsamt den Pulsschlag, erweitert die Gefäße und senkt den Blutdruck; es lähmt die Darmtätigkeit. Verlust beider Nebennieren verträgt der Organismus nicht.*

e) Hirnanhang = Hypophysis seu Glandula pituitaria

Erst in den letzten Jahren hat die exakte Wissenschaft festgestellt, daß die Hypophyse ein hochwichtiges Organ ist. Die kleine, kaum 0,75 g wiegende Drüse zeigt in ihren drei Teilen (Vorder-, Mittel- und Hinterlappen) keinerlei anatomische Verschiedenheiten. Das Hormon des Vorderlappens steht zu Reife und Wachstum in Beziehung; Zwerg- und Riesenwuchs geht darauf zurück. Während der Schwangerschaft tritt eine Vergrößerung dieses Lappens ein. Die Hormone des Hinterlappens haben im wesentlichen Wirkung auf den schwangeren Uterus und die Wehentätigkeit.

f) Zirbeldrüse = Glandula pinealis

Sie ist ein kleines, kaum erbsengroßes drüsiges Organ von etwa 0,20 g Gewicht; sie steht in Beziehung zu den Geschlechtshormonen, denen sie entgegenwirkt. Erst nach der Geschlechtsreife = Pubertät stellt sie ihre Wirksamkeit in dieser Beziehung ein. Sie liegt am hinteren Ende des Balkens zwischen dem dritten und vierten Ventrikel.

g) Thymus, Bries = Glandula thymus

Die zweilappige Drüse liegt hinter dem Brustbein; ihre beiden Lappen reichen bis zur Grenze des oberen und mittleren Herzdrittels. Beim Neugeborenen wiegt die Drüse etwa 12 g, im Alter von 15 Jahren 25 g, dann bildet sie sich allmählich zurück, im Erwachsenenalter besteht meist nur noch ein Rest von etwa 2 g Gewicht. Sie ist also im Verhältnis zum Körpergewicht beim Neugeborenen am größten. Die Thymusdrüse ist ein traubiges Organ, das nach Art der Lymphknoten gebaut ist. Aus der Tatsache des Schwindens nach der Pubertät ergibt sich, daß das Drüsenhormon mit dem Wachstum und der Reifung in Beziehung steht.